Katrin Wedler | Patrick Dormann | Mareen Machner

Notfallpflege

Medizinisch Wissenschaftliche Verlagsgesellschaft

Katrin Wedler | Patrick Dormann | Mareen Machner

Notfallpflege

Curricula der Fachweiterbildung

Medizinisch Wissenschaftliche Verlagsgesellschaft

Das Autoren-Team

Katrin Wedler
Dorothea Erxleben Lernzentrum
Medizinische Fakultät Martin-Luther-Universität Halle-Wittenberg
Magdeburger Straße 12
06112 Halle (Saale)

Patrick Dormann
Caritas-Akademie Köln-Hohenlind
Werthmannstraße 1a
50935 Köln

Mareen Machner
Prodekanat Studium und Lehre
Charité – Universitätsmedizin Berlin
Chariteplatz 1
10117 Berlin

MWV Medizinisch Wissenschaftliche Verlagsgesellschaft mbH & Co. KG
Unterbaumstr. 4
10117 Berlin
www.mwv-berlin.de

ISBN 978-3-95466-468-9

Bibliografische Information der Deutschen Nationalbibliothek
Die Deutsche Nationalbibliothek verzeichnet diese Publikation in der Deutschen Nationalbibliografie; detaillierte bibliografische Informationen sind im Internet über http://dnb.d-nb.de abrufbar.

Produkt-/Projektmanagement: Pauline Braune, Berlin
Lektorat: Monika Laut-Zimmermann, Berlin
Layout & Satz: zweiband.media Agentur für Mediengestaltung und -produktion GmbH
Druck: druckhaus köthen GmbH & Co. KG, Köthen
Coverfoto: Gorodenkoff, Adobe Stock

Zuschriften und Kritik an:
MWV Medizinisch Wissenschaftliche Verlagsgesellschaft mbH & Co. KG, Unterbaumstr. 4, 10117 Berlin, lektorat@mwv-berlin.de

Vorwort

In den letzten Jahren ist die Notfallpflege in Deutschland immer weiter in den gesellschaftlichen Fokus gerückt. Über die Notwendigkeit der Weiterqualifizierung der in Notaufnahmen tätigen Pflegekräfte besteht Konsens. Die inhaltliche Ausgestaltung der bestehenden Curricula obliegt den jeweiligen Weiterbildungsstätten. Dieser Bildungsföderalismus führt zu großen inhaltlichen Differenzen im Rahmenlehrplan und demzufolge auch in der Lehre.

Dieses Buch richtet sich daher an Weiterbildungsstätten, welche die Notfallpflege-Fachweiterbildung inhaltlich ausgestalten müssen, aber auch an Mitarbeiter von Pflegekammern und Landesbehörden, die mit der Entwicklung eines Notfallpflege-Curriculums beauftragt sind.

Wir möchten damit nicht nur die jeweiligen Akteure unterstützen, vielmehr geht es auch darum sicherzustellen, dass die Teilnehmer der Fachweiterbildung Notfallpflege deutschlandweit die gleichen Inhalte gelehrt bekommen und somit von einem identen Qualitätsniveau ausgegangen werden kann.

Dieses Buch bietet dem Leser daher einen Überblick über die mögliche Umsetzung mit den aktuellen curricularen Empfehlungen.

Zunächst wird das Curriculum der ersten landesrechtlich anerkannten Fachweiterbildung für Notfallpflegende an der Charité in Berlin und seine Entwicklung vorgestellt.

Es folgt darauf die inhaltliche Ausgestaltung des Curriculums der Deutschen Gesellschaft für interdisziplinäre Notfall- und Akutmedizin e.V. (DGINA) für eine Weiterbildung Notfallpflege sowie eine inhaltliche Empfehlung zur Ausgestaltung des Curriculums der Deutschen Krankenhausgesellschaft e.V. (DKG).

Ziel ist es, dass den Notfallpflegenden, die sich für eine Weiterbildung entschieden haben, eine Weiterbildung auf dem höchstmöglichen Niveau angeboten werden kann und die Ergebnisse im Sinne der bestmöglichen Patientenversorgung überall in Deutschland vergleichbar sind.

Wir hoffen, Ihnen einige gute Ideen mit auf den Weg geben zu können und wünschen Ihnen viel Freude beim Ausrichten Ihrer Weiterbildung Notfallpflege.

Im Juli 2019

Katrin Wedler
Patrick Dormann
Mareen Machner

Inhalt

1 Berufspolitischer Begründungsrahmen

1.1 Pflegeausbildung und Weiterbildungsrecht

Notaufnahmen sind in den letzten Jahren in den Fokus des politischen Interesses gerückt. Damit verbunden ist die Erkenntnis der Notwendigkeit der strukturierten Weiterbildung des ärztlichen und pflegerischen Personals.

Verantwortlich für die ärztliche Berufsordnung und die ärztlichen Weiterbildungen sind die jeweiligen Landesärztekammern und auf Bundesebene, als Spitzenorganisation der ärztlichen Selbstversorgung, die Bundesärztekammer (BÄK).

In der sogenannten (Muster-)Weiterbildungsordnung wird demnach festgelegt, welche Zusatz-, Facharztbezeichnungen und Schwerpunktkompetenzen für approbierte Ärzte erreichbar sind.

In den Pflegeberufen ist dies bei weitem unstrukturierter. Begründet ist dies mit dem vorherrschenden Bildungsföderalismus. So existieren zwar auf Bundesebene das Pflegeberufegesetz (vormals Krankenpflegegesetz 2003–2017) und die Ausbildungs- und Prüfungsverordnung für die Pflegeberufe (PflBG), in denen unter anderem die Berufsbezeichnung, das Ausbildungsziel, grobe Lehrinhalte sowie die Struktur festgelegt sind[1]. Jedoch obliegt die inhaltliche

1 Bundesministerium für Gesundheit (2018) Pflegeberufegesetz. URL: https://www.bundesgesundheitsministerium.de/service/begriffe-von-a-z/p/pflegeberufegesetz.html (abgerufen am 28.03.2019)

Ausgestaltung (Rahmenlehrplan) der Lehrinhalte den jeweiligen Ländern. Darüber hinaus ist es grundsätzlich jeder Ausbildungsstätte erlaubt, eigene Strukturen und Schwerpunkte zu erarbeiten und zu lehren. Somit ist die Ausbildung zwar strukturell vergleichbar, jedoch gibt es große inhaltliche Diskrepanzen.

Eine Integration von notfallpflegerischen Lehrinhalten in der Grundausbildung findet grundsätzlich nicht in dem Maße statt, dass von einer grundlegenden Handlungskompetenz bezüglich notfallpflegerischen Wissens ausgegangen werden kann.

Bei den Weiterbildungen ist die Situation weitaus komplexer. Bei (Fach-) Weiterbildungen für Pflegefachkräfte gibt es keine bundeseinheitliche Regelung. Es obliegt den Bundesländern zu entscheiden, ob es eine Weiterbildungsverordnung für mögliche Weiterbildungen für Pflegefachkräfte gibt. Gibt es in einem Bundesland keine Weiterbildungsverordnung, so wie in Sachsen-Anhalt und Bayern, gilt die Empfehlung für die jeweilige Weiterbildung der Deutschen Krankenhausgesellschaft (DKG).

Gegenwärtig gibt es DKG-Empfehlungen für folgende Weiterbildungen[2]:

- Leitung einer Station/eines Bereiches
- Intermediate Care Pflege
- Notfallpflege
- Pflege in der Endoskopie
- Intensiv- und Anästhesiepflege
- Pflege in der Nephrologie
- Pflege in der Onkologie
- Pflege im Operationsdienst
- pädiatrische Intensiv- und Anästhesiepflege
- Pflege in der Psychiatrie, Psychosomatik, Psychotherapie
- Praxisanleiter

Doch auch hier gibt es bezüglich der Inhalte und Ausgestaltungsmöglichkeiten von der DKG und den jeweiligen Weiterbildungsverordnungen der Länder teilweise massive Diskrepanzen.

1.2 Notfallpflege im berufspolitischen Kontext

Die Notwenigkeit der Weiterbildung für Notfallpflegende wurde bereits von den in Notaufnahme Tätigen und auch von diversen Fachgesellschaften frühzeitig erkannt und durch entsprechende Fort- und Weiterbildungsmöglichkeiten unterstützt (s. Tab. 1). Eine gesetzliche Verankerung erfolgte mit dem

2 Deutsche Krankhaus Gesellschaft (2019) Pflegerische Weiterbildung. Downloads. URL: https://www.dkgev.de/dkg.php/cat/146/title/Pflegerische_Berufe (abgerufen am 28.03.2019)

Tab. 1 Historie der deutschen Notfallpflege[3,4]

Jahr	
1991	Gründung der Arbeitsgemeinschaft E.R.N.A. durch den DBfK
2004	Start der Weiterbildung E.R.N.A. (bis 2016)
2005	Gründung der AG Pflege der DGINA (Deutsche Gesellschaft für interdisziplinäre Notfall- und Akutmedizin e.V.)
2006	Start der Weiterbildung „Fachkraft für Ambulanzen" im Bildungszentrum Schlump Hamburg
2007	Start des Fernlehrganges „Emergency Management – Schnittstelle Notaufnahme" im CEKIP (Zentrum für Kommunikation, Information, Bildung) Nürnberg
2008	■ Start der Weiterbildung NENA (Notfallpflege – erste Einschätzung in Notaufnahme und Ambulanz) (bis 2012) ■ Start der Weiterbildung „Zentrale Notaufnahme" an der Akademie des städtischen Klinikums München
2012	■ Gründung der AG Notfallpflege der DKG ■ Gründung des Ressorts Notfallpflege der DGF
2013	Start der ersten landesrechtlichen Fachweiterbildung „Pflegende in Einrichtungen der Notfallpflege" an der Charité Berlin (Pilotierungskurs nur mit internen Mitarbeitern)
2014	■ Veröffentlichung „Empfehlung zur Fachweiterbildung Notfallpflege – Curriculum" der DGINA ■ Veröffentlichung „Rahmenempfehlung zur Ausgestaltung von Curricula einer Fachweiterbildung Notfallpflege" der DGF ■ Veröffentlichung „Definition der Notfallpflege" der DGF ■ Start der Fachweiterbildung Notfallpflege nach dem DGINA-Curriculum an der Universitätsklinik Halle (Saale) und an der Caritas Akademie Köln-Hohenlind
2015	Gründung des Aktionsbündnisses Notfallpflege (ABNP)
2016	■ Start der landesrechtlichen Fachweiterbildung Notfallpflege am Klinikum Links der Weser in Bremen ■ Veröffentlichung „Empfehlung für die Fachweiterbildung Notfallpflege" der DKG (in Kraft getreten 2017)
2017–2019	Übergangsregelung für die DKG-Empfehlung
2018	Verankerung der Notfallpflege im G-BA-Beschluss: „Regelungen des Gemeinsamen Bundesausschusses zu einem gestuften System von Notfallstufen in Krankenhäusern gemäß § 136c Absatz 4 SGB V"

3 Wedler K, Jahn P, Landenberger M (2015) Status quo – Notfallpflege in deutschen Notaufnahmen. In: Notfall Rettungsmed 18 (3), S. 186–194. DOI: 10.1007/s10049-015-0006-z

4 Wedler K, Machner M, Mersmann J, Schuster S, Pozniak A, Jahn P, Walcher F (2016) Entwicklungen und Perspektiven der Notfallpflege in Deutschland. In: Notfall Rettungsmed 19 (7), S. 540–547. DOI: 10.1007/s10049-016-0212-3

2018 erschienen Beschluss des Gemeinsamen Bundesausschusses (G-BA) zu den Regelungen zu einem gestuften System von Notfallstrukturen in Krankenhäusern gemäß § 136c Absatz 4 SGB V[5].

Hier wird explizit verlangt, dass in Notaufnahmen tätige Pflegekräfte über eine landesrechtlich anerkannte Fachweiterbildung Notfallpflege verfügen sollten, sofern in einem Bundesland keine Weiterbildungsverordnung für die Fachweiterbildung Notfallpflege existiert, gilt die Empfehlung der DKG.

Bis dato verfügen Berlin und Bremen über eigene landesrechtliche Weiterbildungsverordnungen für die Notfallpflege.

1.3 Notfallpflege – geschichtliche Entwicklung

Die Notfallpflege hat sich in den letzten Jahren zu einer eigenen Profession in der Patientenversorgung entwickelt. Begonnen hat diese Entwicklung Anfang der 90er-Jahre in Deutschland.

So gründete der Deutsche Berufsverband für Pflegeberufe (DBfK) 1991 in Stuttgart die Arbeitsgemeinschaft E.R.N.A. (Erste Hilfe, Rettungsstellen, Notaufnahmen und Ambulanzen).

2014 fand zum ersten Mal die von der AG entwickelte Weiterbildung E.R.N.A. statt.

Die Deutsche Gesellschaft für Fachkrankenpflege und Funktionsdienste e.V. (DGF) gründete 2012 das Ressort Notfallpflege. Erstmalig wurde die Notaufnahme als Funktionsbereich wahrgenommen und die dort tätigen Pflegekräfte von dem Berufsverband vertreten. Im Jahr 2014 veröffentlichte die Fachgruppe, neben einer Definition Notfallpflege, auch eine Rahmenempfehlung zur Ausgestaltung von Curricula einer Fachweiterbildung Notfallpflege.

Ebenfalls wurde 2012 die Arbeitsgemeinschaft Notfallpflege in der DKG gegründet, mit dem Ziel, eine Weiterbildungsempfehlung für die Notfallpflege zu erarbeiten. Veröffentlicht wurde diese Empfehlung 11/2016[6].

1.4 Begriffsklärung Notfallpflege

So banal der Begriff am Anfang erscheint, so wird bei intensiverer Auseinandersetzung schnell klar, dass eine Begriffsklärung von Notfallpflege sehr komplex ist.

5 https://www.g-ba.de/downloads/39-261-3301/2018-04-19_Not-Kra-R_Erstfassung.pdf (abgerufen am 28.03.2019)
6 http://www.dkgev.de/media/file/35511.DKG-Empfehlung_Weiterbildung_Notfallpflege.pdf (abgerufen am 28.03.2019)

Das Aktionsbündnis Notfallpflege (ABNP) hat sich mit dem Begriff Notfallpflege intensiv auseinandergesetzt und versucht, diesen in all seiner Komplexität zu definieren[7].

- Die Notaufnahme ist ein Funktionsbereich, der gekennzeichnet ist durch einen raschen und unvorhersehbaren Wechsel der Arbeitsabläufe, des Arbeitspensums und die Individualität jeder Notfallsituation. Die Besonderheiten der Arbeiten in der Notaufnahme sind die symptomorientierte Behandlungsweise, die zeitlich begrenzten Ressourcen und das breite Behandlungsspektrum. Die Notaufnahme versteht sich hierbei als eine Schnittstelle zwischen Präklinik und weiteren klinischen Versorgungsbereichen. Zunehmend behandeln Notaufnahmen auch Patienten, die sich durch niedergelassene Ärzte nicht zeitnah und adäquat behandelt fühlen.
- Der Notfallpatient stellt eine hochkomplexe Pflegesituation dar, denn er kommt aus allen Altersgruppen und weist unterschiedliche Schweregrade an heterogenen somatischen/psychischen Erkrankungen auf, sowie unterschiedlichste soziokulturelle Herkunft. Bei der Behandlung des Notfallpatienten muss seine Selbstbestimmung immer beachtet werden.
- Substitution, sowie generelle Delegation an Notfallpflegende ist möglich und notwendig, das heißt eine Kompetenzfelderweiterung von Pflegenden auf Grundlage vorhandener/bestehender gesetzlicher Rahmenbedingungen (z.B. Heilkundeübertragungsverordnung).
- Die Pflege stellt innerhalb des interdisziplinären Teams eine eigenständige Profession dar mit der Aufgabe der Förderung der interdisziplinären Zusammenarbeit und der Ausbildung von Berufsanfängern verschiedenster Professionen, sowie der Organisation und Strukturierung der Arbeitsprozesse innerhalb des multiprofessionellen Teams. Die Pflege versteht sich dabei als direkter Partner des Arztes.
- Es gibt charakteristische Leistungen und Aufgaben der Profession Pflege im Handlungsfeld der Notaufnahme. Hierzu gehören die Linderung/Unterstützung bei der Heilung der subjektiven Beschwerden des Patienten, das Erkennen der Bedürfnisse des Patienten, die pflegerische Betreuung des Patienten, die ganzheitliche Betrachtung des Patienten, die pflegerische Versorgung von Notfallpatienten und deren Angehörigen als autarke Aufgabe innerhalb ihres Kompetenzrahmens und in Zusammenarbeit mit anderen Berufsgruppen, die Ersteinschätzung des Patienten, das Einleiten/Interpretieren diagnostischer Maßnahmen und Beginn der indizierten Therapie in Zusammenarbeit mit dem Arzt und die Sicherstellung der Behandlungsqualität.

7 Dormann P, Wedler K, Machner M, Fuchs A (2017) Notfallpflege – was ist das eigentlich? In: intensiv 25 (06), S. 293–298. DOI: 10.1055/s-0043-119001

- Das aktuelle Kompetenzverständnis (Deutscher Qualifikationsrahmen DQR) und Europäischer Qualifikationsrahmen (EQR) ist für Pflegende in der Notaufnahme nicht ausreichend, denn Notfallpflegende besitzen Fachwissen im Bereich der Notfallpflege, anderen Bezugswissenschaften und aus dem Bereich des Managements sowie die Fähigkeit zum wissenschaftlichen Arbeiten und die Fähigkeit, dieses Wissen in Form von evidenzbasiertem Handeln in die Praxis zu implementieren. Des Weiteren besitzen sie eine hohe Sozial- und Selbstkompetenz, sowie ein berufliches Selbstverständnis.

1.5 Anlass und Ziel

Durch die gesetzlichen Regelungen sind die Unternehmen gezwungen, die in der Notaufnahme tätigen Pflegekräfte weiter zu qualifizieren. Da nur Berlin und Bremen über eine landesrechtliche Regelung verfügen, sind alle anderen Weiterbildungsstätten in Deutschland gegenwärtig an die Empfehlung der DKG gebunden. Da die Empfehlung der DKG jedoch nur eine grobe curriculare Richtung darstellt, stellt dies die Weiterbildungsstätten vor eine große Herausforderung, fehlen doch an vielen Stellen die notwendigen Kompetenzen, um einen detaillierten Rahmenlehrplan für die Fachweiterbildung zu konzipieren.

Symptomorientiertes Handeln in der Notaufnahme

Das Setting Notaufnahme zeichnet sich durch die Besonderheit des symptomorientierten Handelns aus. So werden Patienten selten mit einer Diagnose (bspw. Herzinfarkt) in der Notaufnahme vorstellig, sondern berichten von einem Symptom (bspw. Brustschmerz). Daher erscheint es auch unabdingbar, diese Eigenheit in der Weiterbildung zu integrieren. Eine Loslösung vom klassischen Krankheitslehreunterricht zur Symptomlehre für dieses Fachgebiet muss zwingend etabliert werden.

2 Pädagogisch-didaktischer Begründungsrahmen – Deutscher und Europäischer Qualifikationsrahmen

Gemäß des Deutschen Qualifikationsrahmens (DQR) befinden sich Absolventen der Ausbildung zum Gesundheit- und Krankenpfleger auf Qualifikationsniveau 4[8] (s. Tab. 2).

Das Niveau 4 beschreibt Kompetenzen, die zur selbstständigen Planung und Bearbeitung fachlicher Aufgabenstellungen in einem umfassenden, sich verändernden Lernbereich oder beruflichen Tätigkeitsfeld benötigt werden.

Pflegende verfügen somit über ein vertieftes allgemeines Wissen sowie über fachtheoretisches Wissen in einem Lernbereich oder beruflichen Tätigkeitsfeld (Wissen/Fachkompetenz).

Ebenso verfügen sie über ein breites Spektrum kognitiver und praktischer Fertigkeiten, die selbstständige Aufgabenbearbeitung und Problemlösung sowie die Beurteilung von Arbeitsergebnissen und -prozessen unter Einbeziehung von Handlungsalternativen und Wechselwirkungen mit benachbarten Bereichen ermöglichen. Sie können Transferleistungen erbringen (Fertigkeit/Fachkompetenz).

Die Arbeit in einer Gruppe und deren Lern- oder Arbeitsumgebung können mitgestaltet werden und es kann kontinuierlich Unterstützung angeboten

8 https://www.dqr.de/content/2315.php (abgerufen am 23.05.2019)

Tab. 2 Kompetenzen des Qualitätsniveaus 4

Fachkompetenz	
Im Bereich der Fachkompetenz geht es darum, in welcher Breite und Tiefe Wissen erworben wurde und in welcher Ausprägung die Absolventen über Fertigkeiten verfügen. Damit ist die Fähigkeit gemeint, Instrumente und Methoden einzusetzen und zu entwickeln. Dazu gehört auch die Fähigkeit, Arbeitsergebnisse zu beurteilen.	
Wissen	**Fertigkeiten**
■ über vertieftes allgemeines Wissen oder über fachtheoretisches Wissen in einem Lernbereich oder beruflichen Tätigkeitsfeld verfügen	■ über ein breites Spektrum kognitiver und praktischer Fertigkeiten verfügen, die selbstständige Aufgabenbearbeitung und Problemlösung sowie die Beurteilung von Arbeitsergebnissen und -prozessen unter Einbeziehung von Handlungsalternativen und Wechselwirkungen mit benachbarten Bereichen ermöglichen ■ Transferleistungen erbringen
Personale Kompetenz	
Personale Kompetenz schließt soziale Aspekte ein: Team- und Führungsfähigkeit, die Fähigkeit, das eigene Lern- oder Arbeitsumfeld mitzugestalten, und Kommunikationsfähigkeit. Hinzu kommen Eigenständigkeit und Verantwortung, die Fähigkeit zur Reflexion und Lernkompetenz.	
Sozialkompetenz	**Selbstständigkeit**
■ die Arbeit in einer Gruppe und deren Lern- oder Arbeitsumgebung mitgestalten und kontinuierlich Unterstützung anbieten ■ Abläufe und Ergebnisse begründen ■ über Sachverhalte umfassend kommunizieren	■ sich Lern- und Arbeitsziele setzen, sie reflektieren, realisieren und verantworten

werden. Abläufe und Ergebnisse können begründet und über Sachverhalte umfassend kommuniziert werden (Sozialkompetenz/personale Kompetenz).

Lern- und Arbeitsziele können gesetzt werden, sie werden reflektiert, realisiert und verantwortet (Selbstständigkeit/personale Kompetenz).

Die DKG orientiert sich mit ihrer Empfehlung zur Weiterbildung Notfallpflege am Qualifikationsniveau 6[9] (DQR/EQR) (s. Tab. 3) mit jeweils bespielhaft notfallpflegerischen Kompetenzen.

Niveau 6 beschreibt Kompetenzen zur Planung, Bearbeitung und Auswertung von umfassenden fachlichen Aufgaben- und Problemstellungen sowie zur eigenverantwortlichen Steuerung von Prozessen in Teilbereichen eines wissenschaftlichen Faches oder in einem beruflichen Tätigkeitsfeld. Die An-

9 https://www.dqr.de/content/2336.php (abgerufen a m23.05.2019)

Tab. 3 Kompetenzen des Qualitätsniveaus 6

Fachkompetenz		
Im Bereich der Fachkompetenz geht es darum, in welcher Breite und Tiefe Wissen erworben wurde und in welcher Ausprägung die Absolventen über Fertigkeiten verfügen. Damit ist die Fähigkeit gemeint, Instrumente und Methoden einzusetzen und zu entwickeln. Dazu gehört auch die Fähigkeit, Arbeitsergebnisse zu beurteilen.		
	Wissen	**Fertigkeiten**
Vorgaben des DQR	▪ über breites und integriertes berufliches Wissen einschließlich der aktuellen fachlichen Entwicklungen verfügen ▪ Kenntnisse zur Weiterentwicklung eines wissenschaftlichen Faches oder eines beruflichen Tätigkeitsfeldes besitzen ▪ über einschlägiges Wissen an Schnittstellen zu anderen Bereichen verfügen	▪ über ein sehr breites Spektrum an Methoden zur Bearbeitung komplexer Probleme in einem beruflichen Tätigkeitsfeld verfügen ▪ neue Lösungen erarbeiten und unter Berücksichtigung unterschiedlicher Maßstäbe beurteilen, auch bei sich häufig ändernden Anforderungen
Spezifische Kompetenzen für die Notaufnahme	▪ mit den organisatorischen, rechtlichen und finanziellen Rahmenbedingungen des Handlungsfeldes Notaufnahme vertraut sein ▪ mit den in einer Notaufnahme häufig anzutreffenden Symptomen vertraut sein ▪ unter Zeitdruck auf ein fundiertes Wissen zurückgreifen können	▪ Verständnis für Technik und Untersuchungsverfahren haben ▪ Sicherstellen der Einsatzbereitschaft der Geräte ▪ Unterstützung der ärztlichen Kollegen bei diagnostisch-therapeutischen Maßnahmen durch sicheres Umgehen mit medizinisch-technischen Geräten ▪ Planung des korrekten Einsatzes der medizinisch-technischen Geräte bezogen auf die individuelle Patientensituation ▪ Planung, Durchführung und Bewertung pflegetherapeutische Maßnahmen bei häufig auftretenden Symptomen

forderungsstruktur ist durch Komplexität und häufige Veränderungen gekennzeichnet.

Somit verfügen Absolventen der Fachweiterbildung Notfallpflege mit Qualifikationsniveau 6 über ein breites und integriertes berufliches Wissen einschließlich der aktuellen fachlichen Entwicklungen. Ebenso besitzen sie Kenntnisse zur Weiterentwicklung eines beruflichen Tätigkeitsfeldes und haben ein einschlägiges Wissen an Schnittstellen zu anderen Bereichen. Mit ihren Fertigkeiten verfügen sie über ein sehr breites Spektrum an Methoden zur Bearbeitung komplexer Probleme in einem beruflichen Tätigkeitsfeld. Sie

Tab. 3 *(Fortsetzung)* Kompetenzen des Qualitätsniveaus 6

Personale Kompetenz		
Personale Kompetenz schließt soziale Aspekte ein: Team- und Führungsfähigkeit, die Fähigkeit, das eigene Lern- oder Arbeitsumfeld mitzugestalten, und Kommunikationsfähigkeit. Hinzu kommen Eigenständigkeit und Verantwortung, die Fähigkeit zur Reflexion und Lernkompetenz.		
	Sozialkompetenz	**Selbstständigkeit**
Vorgaben des DQR	■ in Expertenteams verantwortlich arbeiten oder Gruppen oder Organisationen verantwortlich leiten ■ die fachliche Entwicklung anderer anleiten und vorausschauend mit Problemen im Team umgehen ■ komplexe fachbezogene Probleme und Lösungen gegenüber Fachleuten argumentativ vertreten und mit ihnen weiterentwickeln	■ Ziele für Lern- und Arbeitsprozesse definieren, reflektieren und bewerten und Lern- und Arbeitsprozesse eigenständig und nachhaltig gestalten
Spezifische Kompetenzen für die Notaufnahme	■ das berufliche Handeln basiert auf ethischen Grundsätzen (Grundlage dafür bilden normative Pflegerichtlinien, gesetzliche Bestimmungen, bereichsspezifische ethische Prinzipien) ■ ist in der Lage, die besondere Belastung des Patienten wahrzunehmen und in situationsgerechtes und empathisches Handeln umzusetzen	■ kann die Dringlichkeit einer Versorgung erkennen und erforderliche Maßnahmen augenblicklich und effizient beginnen ■ selbstständiges Einleiten lebensrettender Maßnahmen

sind in der Lage, neue Lösungen zu erarbeiten und unter Berücksichtigung unterschiedlicher Maßstäbe zu beurteilen, auch bei sich häufig ändernden Anforderungen.

Durch ihre Sozialkompetenz können sie verantwortlich in Expertenteams arbeiten oder Gruppen oder Organisationen verantwortlich leiten. Ebenso können sie fachliche Entwicklung anderer anleiten und vorausschauend mit Problemen im Team umgehen. Komplexe fachbezogene Probleme und Lösungen können sie gegenüber Fachleuten argumentativ vertreten und mit ihnen weiterentwickeln. Mit ihrer Selbstständigkeit können sie Ziele für Lern- und Arbeitsprozesse definieren, reflektieren und bewerten und Lern- und Arbeitsprozesse eigenständig und nachhaltig gestalten.

3 Entwicklung und Etablierung der Fachweiterbildung Notfallpflege am Beispiel Berlin

„Bildung ist nicht das Befüllen von Fässern, sondern das Entzünden von Flammen."
(Heraklit)

Diese Aussage von Heraklit beschreibt die Entwicklungen in der Notfallpflege in den vergangenen Jahren. Aber um diese Flammen zu entzünden, wenn wir in diesem Bild von Heraklit bleiben, bedarf es der richtigen didaktischen Werkzeuge.

Der Prozess einer Neukonzeption eines Curriculums ist vielseitig und bedarf nicht ausschließlich dem Wissen um didaktische Instrumente, sondern umfangreiche personelle Ressourcen. Um Sie dabei zu unterstützen, zeigen die folgenden Seiten praxisnah den Aufbau und die Umsetzung einer Fachweiterbildung Notfallpflege am Beispiel Berlin, mit allen Instrumenten, die Sie dafür benötigen – angefangen von der Entwicklung bis hin zur endgültigen Etablierung eines Curriculums.

Der Schwerpunkt liegt dabei nicht auf dem theoretischen Hintergrund, sondern zeigt praxisnah, welche Möglichkeiten Sie haben, um ein Curriculum zu entwickeln, welches mit einem hohen Theorie-Praxis-Transfer unterlegt ist.

Daher ist die Idee dieses Kapitels, interessierten Berufspädagogen, Pflegekräften und allen anderen Berufsgruppen, die mit der Planung eines Weiterbildungsangebotes zu tun haben, ein offenes Curriculum vorzustellen, welches im Sinne einer lernenden Organisation funktioniert.

3.1 Fragestellung vor Projektbeginn: Was ist die generelle Zielsetzung?

Die Forderung nach einem speziellen Qualifizierungsbedarf in den Notaufnahmen basiert auf dem Kulturwechsel in der Notfallversorgung in den vergangenen Jahren. Dabei stellen besonders die Veränderungen in der Notfalllandschaft und die Entwicklungen hin zu interdisziplinären Versorgungseinheiten das dort arbeitende Personal vor große Herausforderungen (s. Kap. 1).

Um all diesen Bedürfnissen in der Versorgung von Patienten, vor dem Hintergrund einer Best Practice-Behandlung gerecht zu werden, bedarf es kompetenzorientierter Curricula in der medizinischen Aus- und Weiterbildung, die sich an dem Europäischen Qualifikationsniveau (s. Kap. 2) (https://www.dqr.de/) orientieren. Im folgenden Kapitel werden die Instrumente aufgezeigt, welche Sie für eine curriculare Entwicklung benötigen.

Entwicklungsphase und didaktische Konzepte

Um herauszufinden, welches curriculare Modell zu der antizipierten Qualifizierung in der Berufspraxis passt, empfiehlt es sich, ein interprofessionelles Team zu bilden, um in einen guten Austausch darüber zu kommen, welche Vorstellungen für die geplante Weiterbildungsmöglichkeit vorliegen.

Hierfür könnten Sie beispielsweise eine Experten- oder Fokusgruppe bilden, welche das methodische Vorgehen eindeutig festlegt.

Um die Inhalte zu extrahieren, empfiehlt es sich, klassische Verfahren aus der Bildungsforschung (Fragebögen, Tests, Interviews)[10] zu nutzen sowie ein systematisches Literaturreview[11] durchzuführen. Dadurch erhalten Sie im ersten Schritt einen guten Überblick über die vorhandene Literatur im nationalen und internationalen Bereich.

Einen Überblick verschaffen

Legen Sie sich Schlagwörter fest, die mit Ihren Themen in Verbindung stehen und sortieren Sie alles systematisch in einer Tabelle.

---

10 Grotlüschen A, Haberzeth E et al (2010) Rechtliche Grundlagen in der Weiterbildung. In: Tippelt R, von Hippel A (Hrsg.) Handbuch Erwachsenenbildung, Weiterbildung. Wiesbaden Verlag für Sozialwissenschaften, S. 347–366

11 AWMF-Leitlinien. https://www.awmf.org/fileadmin/user_upload/Leitlinien/AWMF-Regelwerk/20180608_Druckversion_AWMF-Regelwerk_2013_f_Vermerke_Links.pdf (abgerufen am 23.05.2019)

Recherche von Literatur und vorhandenen Konzepten

Kommen wir nun zu unserem ersten Schritt, der curricularen Entwicklung. Dieser bezieht sich auf die Entwicklung eines sogenannten Testcurriculums (s. Abb. 1). Ein Testcurriculum oder Pilotcurriculum wird für die Etablierung einer neuen Bildungsmaßnahme genutzt, um währenddessen Änderungen vorzunehmen und das Curriculum für die endgültige Durchführung anzupassen.

Merke

Prüfen Sie Ihr Testcurriculum in einem Pilotkurs, um die relevanten Bildungsinhalte zu extrahieren. Dies stellt einen wichtigen Schritt dar, bevor Sie die Weiterbildung anerkennen lassen.

Dabei wurden im Vorfeld folgende Fragestellungen in der Expertengruppe diskutiert:

1. Welche Themeninhalte gehören in die Fachweiterbildung Notfallpflege?
2. Welche Lernformen sollen eingesetzt werden?
3. Wie kann ein möglichst hoher Theorie-Praxis-Transfer gewährleistet werden?

Um auf diese Frage eine Antwort zu erhalten, wurden u.a. verschiedene Datenbanken verwendet. Daraus ergab sich ein Überblick über den nationalen und internationalen Ausbildungsstand sowie deren Ausbildungsinhalte bezogen auf die Notfallpflege.

Mittels dieser Literaturrecherche wurden durch eine gezielte Schlagwortsuche z.B. bei Pubmed, Chochrane, EMBASE, Google und Google Scholar nach Publikationen und Konzepten gesucht.

Diese Ergebnisse wurden danach in der Expertengruppe diskutiert und die relevanten Aspekte in das Testcurriculum mit aufgenommen. Es empfiehlt sich, bei der Bildung einer interprofessionellen Expertengruppe Vertreter aus der Pädagogik, dem pflegerischen und ärztlichen Bereich sowie aus dem Bereich der Präklinik und Pflegewissenschaften miteinzubeziehen.

Im Anschluss an diese Fragestellungen wurden soziodemografische Kriterien erhoben wie beispielsweise Geschlecht, Profession, (Zusatz-)Qualifikationen, Berufserfahrung und Lehrtätigkeit, um die Veränderungen im Handlungsfeld Notaufnahme besser zu identifizieren.

Dazu wurden folgende Fragen gestellt:

1. Wie erleben Pflegekräfte die an sie gestellten Anforderungen im Arbeitsalltag?
2. Inwiefern haben sich die Kompetenzanforderungen an das Pflegepersonal verändert?
3. Welche Lerninhalte müssen in einer Fachweiterbildung vermittelt werden?
4. Welche Verfahren zur Überprüfung sind verwendbar, um die Kompetenz der Pflegenden zu beurteilen?

Die durchgeführten Fokusgruppeninterviews wurden mittels qualitativer Inhaltsanalyse nach Mayring ausgewertet[12] und in die Module eingearbeitet.

3.2 Umsetzung und Durchführung

Im praktischen Teil, der Umsetzung des Curriculums in der Fachweiterbildung Notfallpflege, benötigen Sie ein Testcurriculum.

Anhand dieses Testcurriculums können alle Experten und Teilnehmer ihre Beobachtungen bzgl. der Unterrichtsinhalte, curriculare Planungen und Lernmethoden dokumentieren.

Für die Entwicklung des vorgestellten Testcurriculums wurden folgende Punkte beachtet:

- pflegetheoretische Modelle
- Empfehlungen zu Theorien und Konzepten in der Bildungsforschung
- Lernstrategien
- Akteure im Lernprozess
- Assessmentinstrumente
- postulierte Bildungsziele in Form einer Mindmap entwickelt

Nachdem die Festlegung des konzeptuellen Rahmens erfolgte, entwickelten sich die einzelnen Module für das integrative Testcurriculum[13,14,15,16], d.h. für die einzelnen Modulphasen.

12 Teddlie C, A Tashakkori (2009) Foundations of mixed methods research: Integrating quantitative and qualitative approaches in the social and behavioural sciences. Thousand Oaks CA Sage Publications

13 Gesetz über die Weiterbildung und Fortbildung in den Medizinalfachberufen und in Berufen der Altenpflege (Weiterbildungsgesetz – WbG) Vom 3. Juli 1995. In: Gesetz- und Verordnungsblatt für Berlin, 51. Jg., Nr. 36 v. 11. Juli 1995

14 Grotlüschen A, Haberzeth E et al. (2010) Rechtliche Grundlagen in der Weiterbildung. In: Tippelt R, von Hippel A (Hrsg.) Handbuch Erwachsenenbildung, Weiterbildung. Wiesbaden Verlag für Sozialwissenschaften, S. 347–366

15 Oelke U, Menke M (2002) Gemeinsame Pflegeausbildung. Modellversuch und Curriculum für die theoretische Ausbildung in der Alten-Kranken- und Kinderkrankenpflege. Verlag Hans Huber Bern Göttingen Toronto Seattle

16 Wagner M (2011) Pflegetheorien im Kontext curricularer Konzeption. Bedeutung von Pflegetheorien für den konzeptuellen Rahmen eines Curriculums. Verlag AVM

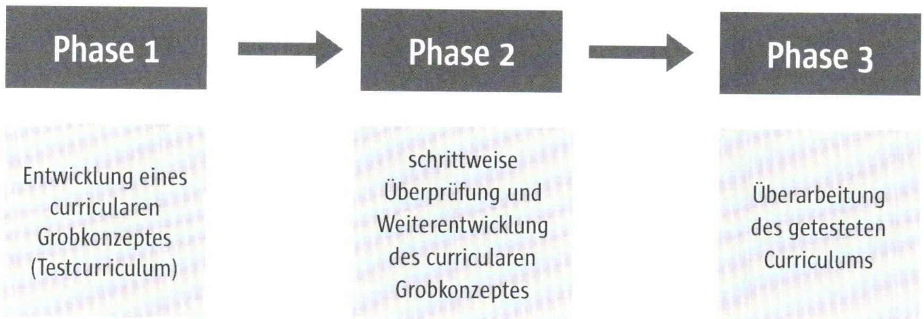

Abb. 1 Planungsphasen des Curriculums nach Oelke[17]

Dieser Prozess fand in Anlehnung an Oelke in drei Phasen statt, die in den Ablauf des nominalen Gruppenprozess zur formalen Konsensfindung integriert wurden (s. Abb. 1).

3.2.1 Ablauf der Phasen für die curriculare Entwicklung

Der Schwerpunkt der ersten Phase lag in der Erarbeitung eines Testcurriculums unter Berücksichtigung der systematischen Literaturrecherche, den rechtlichen Regelungen für pflegerische Fachweiterbildungen sowie den wissenschaftlichen Empfehlungen. Das Testcurriculum entsprach einem Hypothesengebilde, welches der Expertengruppe einen Überblick über alle geplanten Module, Themen und Grobinhalte, sowie die zeitliche Einordnung (Stundenumfang, Ausbildungszeitpunkt) vermittelte.

In der zweiten Phase überprüfte die Expertengruppe schrittweise das Testcurriculum, um ggf. Modifikationen aufzunehmen.

Diese wurden auf zwei Ebenen differenziert: der prospektiven oder auch Planungsebene und der retrospektiven Analyseebene. Beide Ebenen waren in der Praxis im Sinne wechselseitig aufeinander bezogener Rückkopplungsprozesse miteinander verzahnt.

Die *prospektive Ebene* konzentrierte sich auf die geplanten Moduleinheiten, die innerhalb der Expertenrunden diskutiert wurden. Auszugsweise wurden dabei die folgenden Aspekte berücksichtigt:

- Gegenwarts- und Zukunftsbezug der Lerninhalte
- Exemplarität der konkreten Lerneinheiten
- Kompetenzförderung
- lebenslanges Lernen

17 Machner M, Möckel M et al. (2016) Entwicklung eines Curriculums für Notfallpflege an der Charité. Qualifikation gleich Qualität

Die *retrospektive Ebene* legte den Schwerpunkt auf die systematische rückblickende Einschätzung des Curriculums, sowie auf deren Umsetzbarkeit. Angewandte Methoden waren Befragungen in schriftlicher und mündlicher Form. Stundenanalyse, um Differenzen bzw. Übereinstimmungen zwischen den curricularen „Soll-Vorgaben“ und „Unterrichts-Ist-Eintragungen“ zu analysieren Lehrevaluation[18].

In der dritten Phase wurde das erprobte Testcurriculum überarbeitet und in seiner Endfassung schriftlich fixiert.

3.2.2 Verdichtung mittels CanMEDS-Referenzrahmen

Abschließend wurden die gerahmten Ausbildungsinhalte an dem sogenannten „CanMEDS 2005 Framework“ ausgerichtet. Dieses Grundgerüst zur curricularen Planung drückt aus, dass für einen echten medizinischen Experten mehr notwendig ist als alleiniges medizinisches Wissen (siehe unten) im Sinne einer kompetenzorientierten Weiterbildung (outcome based education).

Anhand dieser Grundlage, des Canadian Medical Education Directives for Specialists (CanMEDS) Integrationsmodells wurden die zu vermittelnden Inhalte des Testcurriculums, das Wissen, die Fähigkeiten und Fertigkeiten diskutiert, sowie in Metakompetenzen und Handlungskompetenzen verdichtet (s. Abb. 2).

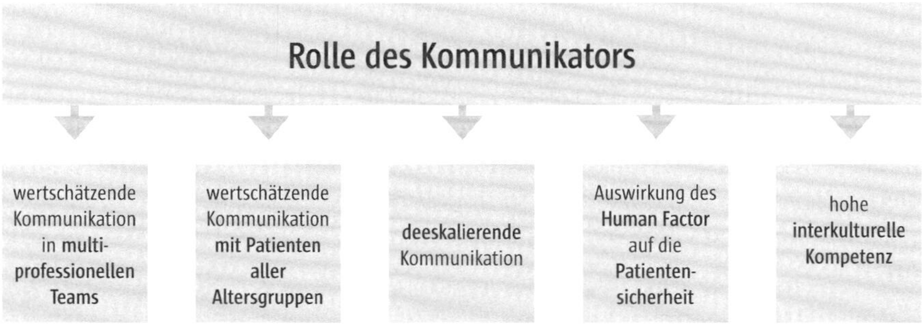

Abb. 2 Beispiel für die Rolle des Kommunikators auf Grundlage des CanMEDS-Referenzrahmen in der Notfallpflege[19]

18 Kloas P-W (1998) Modularisierung in der Weiterbildung. Einzeln zertifizierbare Qualifikationselemente. DIE Zeitschrift für Erwachsenenbildung 1998(4): Lernnachweise, S. 24

19 Machner M, Möckel M et al. (2016) Entwicklung eines Curriculums für Notfallpflege an der Charité. Qualifikation gleich Qualität

Dabei wurde das professionelle Handeln der Teilnehmer in sieben Rollen definiert und für die einzelnen Modulinhalte dargelegt (siehe unten). Die Rolle des Experten als Notfallpflegender wurde eigenständig definiert, weil sie berufsspezifische Tätigkeiten ausführen und fachlich fundierte Entscheidungen in ihrem Berufsfeld übernehmen[20,21].

CanMEDS-Framework

Der Referenzrahmen identifiziert und beschreibt die notwendigen Fähigkeiten, um den gesundheitlichen Bedürfnissen der Patienten wirksam zu begegnen.

Die Fähigkeiten sind thematisch zusammengefasst. Kompetentes medizinisches Personal integriert hierzu nahtlos sieben Rollen:

1. medizinische Experten
2. Kommunikatoren
3. Management
4. lebenslang Lernende
5. Teamworker
6. Professionsangehörige
7. Gesundheitsanwaltschaft

Das CanMEDS-Rollenmodell geht aus dem Projekt „Educating Future Physicians for Ontario" (EFPO) hervor und ist seit Jahren im internationalen Bereich für die ärztliche Weiterbildung etabliert und wird im nationalen medizinischen Ausbildungsbereich zunehmend wichtiger. Sämtliche rollendefinierende Kompetenzen werden als relevant für die tägliche Arbeit eingestuft.

Nachbesprechung oder Evaluation: Die Abschließende Phase vor der Etablierung eines Curriculums stellt die Lehrevaluation dar. Hierbei ist zu unterscheiden zwischen einer Lehrevaluation (Seminarzeiten, Raumkapazitäten, Ausstattung) und der Lehrevaluation von geplanten Stundeneinheiten sowie der Bewertung der Seminare und der Lernmethoden. Die Seminarlehrevaluationen sind essenziell, um eine ausgewogene Darstellung für die Soll- und Ist-Wert-Analyse zu erhalten.

Dafür gibt es unterschiedliche Möglichkeiten in einer lernenden Organisation. Eine klassische Variante ist die halbstandardisierte Befragung der Kursteilnehmer mittels Fragebogen oder SurveyMonkey. Inhaltlich sollten sich die Fragen ausschließlich auf die Lehr-, Lernformen, Unterrichtsinhalte, berufliche Erfahrungssituationen (s. Abb. 3), sowie spezifische notfallpflegerische

20 Renting N, Gans RO, Borleffs JC (2015): A feedback system in residency to evaluate CanMEDS roles and provide high-quality feedback: Exploring its application. Med Teach. 2015 Oct 16: 1–8.

21 Sottas B. (2011): Learning Outcomes for Health Professions: The Concept of the Swiss Competencies Framework. GMS Zeitschrift für medizinische Ausbildung, Vol. 28(1): Doc. 1

A War der Unterricht gut strukturiert und verständlich?
B Konnten Sie praktisches Erfahrungswissen in die theoretischen Inhalte einbringen?
C Wurden die Inhalte auf ein leitsymptomorientiertes Handeln ausgerichtet?
D Fühlen Sie sich durch die Unterrichtsinhalte auf die obligatorischen Praxiseinsätze gut vorbereitet?
E Wurden die Interessen ihrer Berufsgruppe im Unterricht angemessen vertreten?
F Wurde mit verschiedenen Lehr-/Lernformen Wissen vermittelt?
G Fühlen Sie sich durch das Simulationstraining besser auf die reale Berufssituation vorbereitet?
H Wurde durch den Unterricht Ihre Kommunikationsfähigkeit verbessert?
I Wurden Sie durch die Thematik zur Mitarbeit angeregt?
J Wurden die notfallpflegerischen Pflegesituationen durch problemorientiertes Lernen abgebildet?
K Wurden alle Lerninhalte vermittelt?

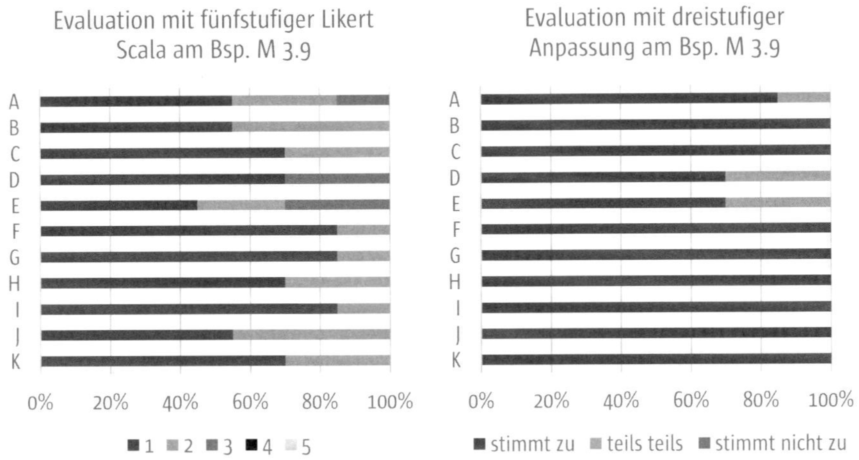

Abb. 3 Exemplarische Teilnehmerevaluation vom Fachmodul 3.9 des Pilotkurses der Fachweiterbildung Notfallpflege[22]

Situationen beziehen. Hierbei ist es wichtig, den Aspekt miteinzubeziehen, wie oft die Dozenten gewechselt haben.

3.2.3 Klassenbuchanalyse mittels Easysoft®

Eine weitere Möglichkeit, um die Quantität des Unterrichts d.h. die Stundenanzahl zu messen, ist die Klassenbuchanalyse. Dafür ist es zu empfehlen, digitale Programme zu nutzen wie z.B. Easysoft®.

22 Machner M, Möckel M et al. (2016) Entwicklung eines Curriculums für Notfallpflege an der Charité. Qualifikation gleich Qualität. Springer Medizin Verlag Berlin

Diese digitale Form ist besonders hilfreich, denn die Kursleitung kann nach jedem Unterrichtstag sowie Modul eine elektronische Evaluation zu folgenden Punkten durchführen:

- Ist-/Sollwertanalyse der geplanten Stunden
- Anpassung des Themas/zeitlicher Umfang (Anmerkungen)
- Lehrplanmanagement
- Abwesenheitszeiten/Fehlzeiten der Teilnehmer, Dozenten

Bei der Auswertung des digitalen Klassenbuchs wurden alle geplanten Stunden erfasst, das heißt alle Stunden, die im Vorfeld für das Testcurriculum geplant wurden. Die insgesamt vertretenen Stunden wurden nicht gesondert erfasst. Um die mögliche Stundenanzahl für den Bereich Notfallpflege zu ermitteln, wurden alle zu unterrichtenden Themen kategorisiert und an den Prüfungsfächern laut WPO (Weiterbildungs-Prüfungsverordnung) ausgerichtet:

1. rechtliche, ökonomische, sozialwissenschaftliche Grundlagen
2. Gerätekunde
3. Notfallpflege/-medizin und notfallpflegerische Arbeitstechniken

Grundsätzlich wurde ein höherer Stundenanteil im Testcurriculum geplant (810 Stunden), um prospektive Dozentenausfälle abzusichern.

Die tägliche Ist-/Sollwertanalyse, d.h. welche Unterrichtsstunden wurden geplant, sind diese tatsächlich erfolgt und wurden die Lerneinheiten zu lang bzw. zu kurz geplant, wurden fortwährend durch die Kursleitung evaluiert und elektronisch gespeichert.

3.3 Das entwickelte Notfallpflege-Curriculum

Im Folgenden sehen Sie, welche Kompetenzfelder und Trainings (s. Tab. 4) sich aus den oben ausgeführten Inhalten in der Fachweiterbildung etabliert haben.

- fachlich-methodische Kompetenzen
  - die Fähigkeit, Patienten aller Altersgruppen versorgen zu können, die unterschiedlichen akuten und chronischen Krankheits- und Verletzungsbilder sowohl zu kennen als auch der Behandlung zuführen zu können
  - die Fähigkeit, Behandlungsdringlichkeiten in Akutsituationen anhand von standardisierten Instrumenten selbstständig zu erkennen, zu beurteilen und zu analysieren, um somit eine sichere Erstsichtung und Versorgung des Patienten zu gewährleisten

- **personale-soziale Kompetenzen**
  - die Fähigkeit, einer professionellen Entwicklung und Anwendung von Strategien im Umgang mit Aggression und körperlicher Gewalt in der zentralen Notaufnahme sowie Trainingsszenarien zum Deeskalations- und Kriseninterventionsmanagement
  - die Fähigkeit, Gesprächssituationen in der ZNA professionell zu gestalten
  - die Fähigkeit, das Wissen über Verarbeitungsformen und -mechanismen (Verdrängung, Widerstand etc.) und Kompetenz, die Konflikt- und Kompromissfähigkeit situativ einzusetzen
  - die Fähigkeit, mit häuslicher, sexualisierter Gewalt sowie Kindeswohlgefährdung umzugehen

Tab. 4 Übersicht der Trainingsangebote und Workshops der Fachweiterbildung Notfallpflege

Trainingsangebote	Kompetenzfelder
interprofessionelle und interkulturelle Teamtrainings	fachlich-methodische und personale-soziale Kompetenz
■ Deeskalationstraining ■ Kriseninterventionstraining	personale-soziale Kompetenz
■ AgeMan®-Training ■ Der geriatrische Notfallpatient	personale-soziale Kompetenz
Workshop Kindeswohlgefährdung, häusliche und sexualisierte Gewalt (HuSG)	fachlich-methodische und personale-soziale Kompetenz
■ Massenanfall von Verletzten (MANV) ■ Dekontaminationsübungen	fachlich-methodische und personale-soziale Kompetenz
Risikomanagement nach Manchester Triage System, Emergency Severity Index	fachlich-methodische und personale-soziale Kompetenz
Vermittlung von Grundlagen im Zwischenfallmanagement (Crisis Resource Management CRM): ■ Führung einer eindeutigen Kommunikation ■ anästhesiologische Notfälle ■ Reanimationstraining für Kinder und Erwachsene ■ Schockraummanagement – ATLS-Kurs ■ Erlernen strukturierter Nachbesprechungen in schwierigen Notfallsituationen ■ Erlernen von Entscheidungsfindungsprozessen in interprofessionellen Teams ■ Coaching und Supervision ■ Workshop Entscheidungsprozesse unter ethischen Gesichtspunkten ■ suchtsensible Pflege	fachlich-methodische und personale-soziale Kompetenz
Workshop Atemwegsmanagement	fachlich-methodische und personale-soziale Kompetenz

- die Fähigkeit, mit Zuverlässigkeit und Kollegialität in einem interdisziplinären und multiprofessionellen Team zu arbeiten
- die Fähigkeit, soziale, weltanschauliche und kulturelle Hintergründe zu beachten
- die Fähigkeit, wertbasierte Entscheidungen in komplexen Pflegesituationen zu treffen und auf der Grundlage ethischer Prinzipien zu handeln

3.3.1 Lerninhalte der Module

Das entwickelte Curriculum Notfallpflege basiert auf drei großen Moduleinheiten und ist berufsbegleitend für die Dauer von zwei bis maximal drei Jahre konzipiert (s. Abb. 4). Das Grundgerüst für die curriculare Gliederung bilden 20 sequenzielle Module, deren Inhalte im Laufe der Weiterbildung auf komplexere Weise thematisiert werden. Sie sind fächerübergreifend und situationsorientiert gegliedert. Die Lerninhalte und die Stundenverteilungen des Curriculums, die Planung und Abfolge der Module sind inhaltlich auf die Praxisphasen angepasst.

3.3.2 Lernformen

Um die Symbiose aus Praxisnähe und Wissenschaftlichkeit und die Förderung der fachlich-methodischen sowie sozial-personalen Kompetenzen der Teilnehmer zu verbessern, wurden folgende Unterrichtskonzepte zugrunde gelegt:

- Gruppenarbeiten
- Präsentationen
- Dozentenvorträge
- Fallarbeiten
- Dozent-Teilnehmer-Gespräche
- Einzelarbeiten
- Rollenspiele, Diskussionen
- problemorientiertes Lernen
- Simulationstrainings, Partnerarbeit, praktische Übungen
- Bedside-Teaching
- Elemente des Unterrichts konnten im selbstgesteuerten Lernen angeboten werden[23,24]

23 Arnold R, Gonon P (2006) Einführung in die Berufspädagogik. Verlag Barbara Budrich Obladen Bloomfield Hills, S. 94–99

24 Darmann-Finck I (2012) Wirkungen einer akademischen Erstausbildung von professionell Pflegenden im Spiegel internationaler Studien. Pflege und Gesellschaft, 17 (3): 216-232

Moduleinheit 1
Notfallpflegerische Kernkompetenzen, Organisation u. rechtliche Grundlagen — **200 Std.**

M 1.1 Aufbau, Organisation und Management in Notaufnahmen/Rettungsstellen 8 Tage	M 1.2 Eigenverantwortliches Lernen 4 Tage	M 1.3 Kommunikation und Verarbeitungsprozesse 7 Tage	M 1.4 Rechtsgrundlage in der Notfallmedizin/-pflege 2 Tage
M 1.5 Ethik, Zusammenarbeit und soziale Kompetenz 2 Tage	M 1.6 Pflegemanagement/ Pflegewissenschaft 2 Tage		

Moduleinheit 2
Notfallpflegerische Kernkompetenzen, Organisation u. rechtliche Grundlagen — **120 Std.**

M 2.1 Algesiologische Fachassistenz 5 Tage	M 2.2 Wunden, Frakturen und Arbeitstechniken 5 Tage	M 2.3 Anästhesiologische Grundlagen und Arbeitstechniken 5 Tage

Moduleinheit 3
Leitsymptomorientiertes Handeln in der Notfallpflege — **496 Std.**

M 3.1 Kardiovaskuläre Notfälle 10 Tage	M 3.2 Respiratorische Notfälle 5 Tage	M 3.3 Gastrointestinale Notfälle 5 Tage	M 3.4 Neurologische, psychiatrische Notfälle 6 Tage	M 3.5 Infektiologische, hämato-/ onkologische und immunologische Notfälle 4 Tage
M 3.6 Endokrinologische, metabolische, physikalische-chemische Notfälle und Intoxikationen 4 Tage	M 3.7 Geburtshilfliche, gynäkologische und urologische Notfälle 5 Tage	M 3.8 HNO-, MKG-chirurgische, Augen- und dermatologische Notfälle 4 Tage	M 3.9 Pädiatrische und geriatrische Notfälle 8 Tage	M 3.10 Schock, Sepsis, Trauma, akute Extremitäten- und Rumpf-Notfälle 11 Tage

Pro Woche/in 5 Tagen werden 40 Unterrichtsstunden angeboten.
Pro Tag werden 8 Unterrichtsstunden angeboten.

Fachweiterbildung gesamt: 816 Std.

Abb. 4 Modulübersicht in der Fachweiterbildung Notfallpflege[25]

25 Machner M, Möckel M et al. (2016) Entwicklung eines Curriculums für die Notfallpflege an der Charité. Qualifikation gleich Qualität. Springer Medizin Verlag Berlin

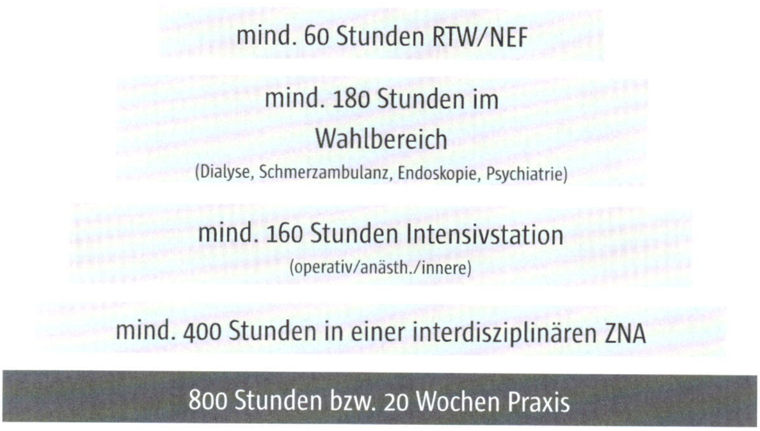

Abb. 5 Obligate praktische Einsatzbereiche in der Fachweiterbildung Notfallpflege[26]

3.3.3 Rechtliche Voraussetzungen für die Zulassung

Für die Zulassung zur Fachweiterbildung Notfallpflege benötigen Sie die Erlaubnis zum Führen der Berufsbezeichnung Krankenschwester/-pfleger bzw. Gesundheits- und Krankenpfleger/in, Kinderkrankenschwester/-pfleger bzw. Gesundheits- und Kinderkrankenpfleger/in. Es wird eine mindestens einjährige Tätigkeit in den o.g. Berufen sowie eine mindestens halbjährige Tätigkeit in der ZNA (Zentrale Notaufnahme) definiert[27].

3.3.4 Praktische Anteile

Ein optimaler Theorie-Praxis-Transfer wurde sichergestellt, indem die berufspraktischen Einsätze (s. Abb. 5) von mindestens 800 Stunden (obligatorisch) thematisch auf die Module in der Fachweiterbildung ausgerichtet wurden[28]. Die Praxisaufträge wurden in einem Praxishandbuch für die Teilnehmer festgelegt, welches wie ein Logbuch funktioniert. Das Praxishandbuch Notfallpflege wurde speziell für die Weiterbildung entwickelt. Es enthält 40 unterschiedliche Praxisaufträge, aus denen gewählt werden kann. Weiterhin umfasst es alle Angaben mit festen Ansprechpartnern in den Bereichen, Kompetenzprofilen sowie Erwartungshorizonte für die Orientierung der Teilnehmer. Alle Praxisaufträge werden vor den Einsätzen besprochen und den

26 Machner M, Möckel M et al. (2016) Entwicklung eines Curriculums für Notfallpflege an der Charité. Qualifikation gleich Qualität. Springer Medizin Verlag Berlin

27 https://www.parlament-berlin.de/ados/17/IIIPlen/vorgang/verordnungen/vo17-242.pdf (abgerufen am 23.05.2019)

28 https://www.parlament-berlin.de/ados/17/IIIPlen/vorgang/verordnungen/vo17-242.pdf (abgerufen am 23.05.2019)

Stationen und Praxisanleitern mitgeteilt. Nur so kann eine Praxisqualität sichergestellt werden.

3.3.5 Prüfungsmodalitäten

Die Abschlussprüfungen bestehen aus zwei Teilprüfungen, einer schriftlichen (180 min) und einer mündlichen Prüfung (30 min). Die Prüfungsinhalte beziehen sich auf die notfallpflegerischen Arbeitstechniken, das leitsymptomorientierte Handeln sowie das Management und der sozialen Handlungskompetenz in der Notfallpflege.

In einem 30-minütigen mündlichen Prüfungsgespräch werden die Teilnehmer anhand von zwei ausgewählten Fallbeispielen zu ihrem klinisch-pflegewissenschaftlichen Hintergrundwissen befragt. Die Herleitung der Fallbeispiele basiert auf der international etablierten ABCDE-Regel (Airway, Breathing, Circulation, Disabilities, Exposure/Environment) sowie dem Manchester Triage System (MTS).

Bei beiden Prüfungsgesprächen ist prioritär keine Diagnosestellung erforderlich, sondern ein rein leitsymptomorientiertes Vorgehen basierend auf den verschiedenen betroffenen Organsystemen. Das Prüfungskonzept bezieht sich daher auf die Kernkompetenzen in der Notfallmedizin. Zukünftig soll die Abschlussprüfung in Form einer standardisierten Objective Structured Clinical Evaluation (OSCE) durchgeführt werden, die auch im Studium der Humanmedizin etabliert sind[29,30].

3.4 Rahmenlehrplan der Charité Universitätsmedizin Berlin – Fachweiterbildung Notfallpflege

3.4.1 Moduleinheit 1: Notfallpflegerische Kernkompetenzen, Organisation und rechtliche Grundlagen (200 h)

M 1.1 Aufbau, Organisation und Management in Notaufnahmen/Rettungsstellen

- Einführung in den Kurs, Aufbau und Organisation von Notaufnahmen (8 h)
  - Vorstellung Lehrgangsstruktur und Curriculum
  - Vorstellung Leistungsanforderungen und Praxisplanung
  - Kennen der Aufgabenfelder der Notfallpflege

29 Nikendei C, Jünger J (2006) OSCE – praktische Tipps zur Implementierung einer klinisch-praktischen Prüfung. GMS Z Med Ausbild 2006; 23 (3): Doc47

30 Senatsverwaltung für Gesundheit und Soziales. GesSoz I D 1/I C (2016) Weiterbildungs- und Prüfungsverordnung für Pflegefachkräfte in der Notfallpflege. URL: http://www.parlament-berlin.de/ados/17/IIIPlen/vorgang/verordnungen/vo17-242.pdf. (abgerufen am 28.03.2019)

- Management in der Notaufnahme (28 h)
  - Kennen der Instrumente des Qualitätsmanagements in der Notaufnahme
  - Abläufe in den Notaufnahmen strukturieren und organisieren
  - Patienten in der Notaufnahme einschätzen und begleiten können
- Das Fachgebiet der Notfallmedizin (32 h)
  - Kennen der Entwicklungen in der Notfallpflege und Notfallmedizin, Forschungsstand, Projekte
  - leitsymptomorientiertes Handeln – interprofessionelles Simulationstraining
  - Emergency Room – interprofessionelles Skilltraining für die Notaufnahme

M 1.2 Eigenverantwortliches Lernen (32 h)

- Gesprächstechniken, Präsentationen
- Lerntheorien und Konzepte
- Anleitungsprozesse planen und gestalten können

M 1.3 Kommunikation und Verarbeitungsprozesse (56 h)

- Gesprächstechniken, Präsentationen
- Grundlagen der Kommunikation
- Kommunikation mit Angehörigen, in schwierigen Situationen sicher kommunizieren
- kollegiale Fallberatung
- Coping-Strategien entwickeln können
- Stressmodelle kennen und in der Berufspraxis anwenden können

M 1.4 Rechtsgrundlagen in der Notfallmedizin/-pflege (16 h)

- Einführung in die Patientenverfügung
- Grundlagen für die strafrechtliche Haftung
- Verfahrensanweisungen für BG-Fälle und das Medizinproduktegesetz

M 1.5 Ethik, Zusammenarbeit und soziale Kompetenz (16 h)

- ethisch denken und handeln
- Fähigkeit, in multiprofessionellen Teams zusammenzuarbeiten
- Umgang mit Menschen und anderen Kulturen
- Fähigkeit, ethische Aspekte in die Entscheidungsfindung einzubeziehen

M 1.6 Pflegemanagement und Pflegewissenschaft (16 h)

- relevante Pflegetheorien, Pflegemodelle, Pflegekonzepte kennen
- Fähigkeit, wissenschaftliche Studien zu interpretieren

- kultursensibles Pflegen
- Evidence based nursing

3.4.2 Moduleinheit 2: Notfallpflegerische Arbeitstechniken und Konzepte

M 2.1 Algesiologische Fachassistenz (Schmerzzertifikat)

- Basis-Curriculum (20 h)
  - Anatomie, Physiologie, Pathophysiologie des Schmerzes, Schmerzarten
  - Schmerzerhebung/Schmerzmessung/Schmerzdokumentation
  - medikamentöse Schmerztherapie: Nichtopioide, Opioide, Koanalgetika (bei tumor- und nichttumorbedingten Schmerzen)
  - perioperative Schmerztherapie
  - invasive Schmerztherapie: Blockadetechniken, Neurostimulationsverfahren, implantierbare Medikamentenpumpen und Ports, Notfallbehandlung von Zwischenfällen bei schmerztherapeutischen Interventionen
  - psychologische Aspekte des Schmerzes: das bio-psycho-soziale Schmerzmodell, Verarbeitungsebenen des Schmerzes, psychologische/psychiatrische Untersuchung, Komorbidität (Angst, Depression, Sucht, psychologische/psychotherapeutische Therapieverfahren)
  - multimodales Therapiekonzept
- Aufbau-Curriculum (22 h)
  - nichtmedikamentöse Therapieverfahren: transkutane elektrische Nervenstimulation (TENS), Akupunktur, naturheilkundliche Verfahren (NHV)
  - Schmerztherapie beim alten und demenziell erkrankten Menschen
  - Schmerztherapie bei Kindern und Jugendlichen
  - chronische nichttumorbedingte Schmerzsyndrome
  - postoperative Schmerztherapie: Organisation eines Akutschmerzdienstes/Überwachung Regionalanästhesieverfahren
  - Tumorschmerz: Symptomkontrolle, Palliativmedizin

M 2.2 Wunden, Frakturen, Arbeitstechniken und Krisenmanagement

- Anatomie und Physiologie des Bewegungsapparates (6 h)
  - Anatomie und Physiologie von Kopf, Hals, Thorax
  - Anatomie und Physiologie von Abdomen und Becken
  - Anatomie und Physiologie Wirbelsäule, Extremitäten
- Punktionen und Ableitungen/Sonden/Trachealkanüle (2 h)
  - pflegerisches Handeln: Punktionen, Ableitungen, Sonden und Trachealkanülen (vorhandene und zu installierende)

- Reposition und Immobilisation von Gelenken und Wirbelsäule (16 h)
  - Repositionen von Luxationen
  - Erstversorgung von geschlossenen und offenen Frakturen und deren Komplikationen
  - pflegerische Besonderheiten des instabilen Bewegungsapparates
  - Praxistag Gipsen, Cast
- Management von Wunden und Abszessen (8 h)
  - Wundphysiologie, Wundeinteilungen inkl. chronischer Wunden etc.
  - Versorgung von akuten und chronischen Wunden
- Arbeitstechniken in der Notfallpflege (24 h)
  - Deeskalationsmanagement – Trainerzertifikat
  - Dekon-Liveübung
  - Massenanfall von Verletzten (MANV)

M 2.3 Anästhesiologische Grundlagen (24 h)

- Pharmakologie
  - Inhalationsnarkotika
  - i.v.-Anästhetika
  - Opiate
  - Sedativa
  - Muskelrelaxanzien
  - Lokalanästhetika etc.
- präoperatives Management
  - Prämedikation, Anamnese, OP-Aufklärung, Überwachung von Patienten, etc.
  - Workshop: Einführung in die Narkosegeräte

3.4.3 Moduleinheit 3: Leitsymptomorientiertes Handeln in der Notfallpflege

M 3.1 Kardiovaskuläre Notfälle (80 h)

- Grundlagen der Anatomie und Physiologie des Herzens und des Gefäßsystems (12 h)
  - Anatomie und Physiologie des Herzens und der Gefäße
  - Pharmakologie: Herz-Kreislaufwirksame Medikamente z.B. Katecholamine, Antiarrhythmetika, Antihypertensiva, Opiate, Benzodiazepine
  - EKG: Lesen und Verstehen, Arrhythmien
- kardiovaskuläre Notfälle (8 h)
  - akutes Koronarsyndrom (STEMI, NSTEM, iAP)
  - Aneurysma, Dissektion, PAU (*penetrierendes Aortenulkus*)
  - Herzinsuffizienz (kompensiert, dekompensiert)

  - Hypertonie und hypertensive Entgleisung
  - Endo-, Myo-, Perikarditis
  - Lungenembolie
- **Leitsymptom**: Brustschmerz, Luftnot, Synkope etc. (4 h)
  - kardiovaskuläre Notfälle: prioritätenorientiertes prinzipielles diagnostisches und therapeutisches Vorgehen
  - Differenzialdiagnosen: kardiovaskulär, pulmonal, gastrointestinal, muskuloskelettal, infektiös, Trauma etc.
- pflegerische Intervention und Arbeitstechniken (16 h)
  - Systematik des kardiopulmonalen Monitorings: Herzrhythmus/-frequenz, Blutdruck, Sauerstoffsättigung, Atemfrequenz etc.
  - Simulationstraining kardiovaskuläre Notfälle
  - pflegerische Interventionen bei kardiovaskulären Notfällen
- Simulationstraining (16 h)
  - lebensrettende Sofortmaßnahmen
  - Basic Life Support (BLS)

M 3.2 Respiratorische Notfälle (40 h)

- Grundlagen der Anatomie und Physiologie der Atmungsorgane (8 h)
  - Atmungsorgane (obere und untere Atemwege), Lunge, angrenzende Strukturen und Atemmechanik
  - Bildgebung, z.B. Sonografie, Rö-Thorax, CT etc.
- respiratorische Notfälle (6 h)
  - Aspiration, Fremdkörper
  - Asthma, COPD
  - Infektion, z.B. Pneumonie, Bronchitis etc.
  - Inhalationsverletzung, nicht-kardiales Lungenödem
  - Pleuraerguss, Pleuraempyem
  - Pneumothorax, Spannungspneumothorax
- **Leitsymptom**: Atemnot (8 h)
  - respiratorische Notfälle: prioritätenorientiertes prinzipielles diagnostisches und therapeutisches Vorgehen
  - Differenzialdiagnosen: pulmonal, kardiovaskulär, gastrointestinal, hämatologisch, metabolisch, Schwangerschaft
- pflegerische Intervention und Arbeitstechniken (18 h)
  - atmungsunterstützende und -ersetzende Maßnahmen (inkl. nicht-invasive Beatmung), BGA, Vorbereitung endotracheale Intubation und invasive Beatmung etc.
  - Praxistag Beatmung, Beatmungsgeräte, Transporteinheiten, Oxylog

M 3.3 Gastrointestinale Notfälle (40 h)

- Grundlagen der Anatomie und Physiologie des Verdauungsapparates (8 h)
  - oberer Gastrointestinaltrakt (Ösophagus, Magen, Duodenum), Gallenblase, ableitende Gallenwege, Pankreas, Leber, unterer Gastrointestinaltrakt etc.
- gastrointestinale Notfälle (8 h)
  - akutes Abdomen
  - Ösophagitis, Gastritis und Ulzera, GI-Blutung
  - Cholezystitis, Cholelithiasis, Choledocholithiasis, Hepatitis, Leberzirrhose, Pankreatitis etc.
  - Gastroenteritis, Appendizitis, Kolitis, Divertikulitis, chronisch entzündliche Darmerkrankungen, z.B. Colitis ulcerosa, M. Crohn etc.
  - Obstruktion und Ileus, z.B. Bride, Invagination, Tumor, Entzündung, Hernie etc.
  - GI-Fremdkörper, Trauma, Verätzung, Hämorrhoiden, Analfissur, Analabszess/-tumor etc.
- **Leitsymptom:** Bauchschmerz, Erbrechen, Diarrhoe, Hämatemesis, Hämatochezie und Meläna (4 h)
  - gastrointestinale Notfälle: prioritätenorientiertes prinzipielles diagnostisches und therapeutisches Vorgehen
  - Differenzialdiagnosen: gastrointestinal, urogenital, gynäkologisch, vaskulär, metabolisch, infektiös, psychosomatisch etc.
- pflegerische Intervention und Arbeitstechniken (16 h)
  - Magenentlastung, abführende Maßnahmen, spezielle Sonden (Sengstaken- und Linton-Nachlas-Sonde) etc.
  - Vorbereitung Bildgebung (Röntgen, CT, Sonografie) und Endoskopie inkl. ERCP etc.
  - Assistenz Notfall-ÖGD, Koloskopie etc.
  - interprofessionelles Simulationstraining: gastrointestinale Notfälle (8 h)

M 3.4 Neurologische und psychiatrische Notfälle (48 h)

- Grundlagen der Anatomie und Physiologie des Nervensystems (8 h)
  - Anatomie und Physiologie des zentralen und peripheren Nervensystems
  - Grundlagen psychiatrischer Krankheitsbilder
- neurologische Notfälle (10 h)
  - zerebrales Krampfleiden, Schlaganfall
  - akute neurologische Verletzungen
  - neuromuskuläre Störungen, z.B. Multiple Sklerose, Myasthenie, Polyneuropathie etc.

  - raumfordernde Läsionen und Hirndruckzeichen, z.B. Blutung, Ödem, Abszess, Tumor, spinales Kompressionssyndrom etc.
  - Enzephalopathien (infektiös, nicht-infektiös), z.B. Meningitis, Enzephalitis, M. Parkinson, demenzielles Syndrom etc.
- **Leitsymptom**: Bewusstseinsstörung, Kopf- und Rückenschmerz, Schwindel, senso-/motorische Ausfälle (8 h)
  - neurologische Notfälle: prioritätenorientiertes prinzipielles diagnostisches und therapeutisches Vorgehen
  - Differenzialdiagnosen: organisch, funktionell, metabolisch, toxikologisch etc.
- psychiatrische Notfälle (8 h)
  - Angst, Panik, Selbstschädigung, Gewalt
  - Trauerfall, Verlust, Depression, bipolare Störungen, suizidale Krise und Suizid
  - Essstörungen (Anorexie, Bulimie), Drogen-, Medikamentenmissbrauch, Entzugssyndrom
  - Psychose, Delir, Demenz
- **Leitsymptom**: auffälliges Verhalten, Angst- und Panik, Traurigkeit und Selbsttötungsgedanken (6 h)
  - psychiatrische Notfälle: prioritätenorientiertes prinzipielles diagnostisches und therapeutisches Vorgehen
  - Differenzialdiagnosen: organisch, funktionell, metabolisch, toxikologisch, seelisch etc.
- pflegerische Intervention und Arbeitstechniken (8 h)
  - allgemeiner Umgang mit neurologisch und psychiatrisch auffälligen Patienten inkl. psychotroper Substanzen, Drogen-Screening etc.
  - der neurologische Patient
  - der psychisch auffällige Patient
  - der Patient mit sozialen Auffälligkeiten
  - der alkoholisierte Patient inkl. Gewahrsamstauglichkeit etc.

M 3.5 Infektiologische, hämato-/onkologische und immunologische Notfälle 32 h)

- Grundlagen der Anatomie und Physiologie des Immun- und hämatopoetischen Systems (2 h)
  - Immun- und hämatopoetisches System
- infektiologische Notfälle (6 h)
  - Infektionen der Organsysteme, z.B. gastrointestinal, urogenital, respiratorisch, zentralnervös, gynäkologisch etc.
  - Infektionen der Knochen und Weichteile
  - spezielle Infektionen, z.B. HIV, AIDS, Hepatitis, Herpes, Lues, Malaria, parasitäre Infektionen etc.
  - Toxisches Schocksyndrom (TSS)
  - meldepflichtige Erkrankungen, z.B. TBC, Tollwut, Tetanus, Meningokokkenmeningitis, Masern, Ebola etc.

- hämatologische und onkologische Notfälle (6 h)
  - Anämien (z.B. Eisenmangel, Vitamin-B 12-/Folsäuremangel), hämolytische Anämien, Transfusionsreaktionen etc.
  - Notfälle bei Lymphom, Leukämie, z.B. Tumorlyse-Syndrom, Hyperkalzämie etc.
  - Neutropenie/neutropenisches Fieber, Infekte bei immungeschwächten Patienten etc.
  - Blutungsneigung, Thrombozytendefekte, Immunthrombozytopenie
  - HIT, plasmatische Gerinnungsstörung, Hämophillie A und B, disseminierte intravaskuläre Koagulopathie (DIC), von-Willebrand-Syndrom, medikamenteninduzierte Gerinnungsstörung etc.
  - akute Zytostatika-Nebenwirkungen (Übelkeit, Erbrechen, Diarrhoe, Mukositis, allergische Reaktionen, Nierenversagen, ZNS-/pulmonale/kardiologische Toxizität etc.)
- immunologische Notfälle, anaphylaktische Reaktionen (2 h)
  - Allergie, anaphylaktische Reaktionen
  - rheumatologische Notfälle, z.B. septische Arthritis, Vaskulitiden etc.
- **Leitsymptom**: Anämie, Atemnot, Fieber, Blässe, Übelkeit, Erbrechen, Diarrhoe, Schwindel, Müdigkeit (2 h)
  - infektiologische, hämato-/onkologische, immunologische Notfälle: prioritätenorientiertes prinzipielles diagnostisches und therapeutisches Vorgehen
  - Differenzialdiagnosen bei den aufgeführten Leitsymptomen: infektiologisch, hämato-/onkologisch, immunologisch
- pflegerische Intervention und Arbeitstechniken (8 h)
  - Umgang und Prävention bei Patienten mit übertragbaren Erkrankungen (Hepatitis, HIV etc.), hygienische Maßnahmen
  - Umgang mit infektiösem Material

M 3.6 Endokrinologische, metabolische, physikalisch-chemische Notfälle und Intoxikationen (32 h)

- endokrinologische und metabolische Notfälle (8 h)
  - Grundlagen der Anatomie und Physiologie in der Endokrinologie
  - endokrinologische Erkrankungen, z.B. Nebenniereninsuffizienz, Addison-Krise, Störungen des Glukosestoffwechsels etc.
  - Erkrankungen der Schilddrüse, z.B. Hypo-, Hyperthyreose und thyreotoxische Krise, Myxödem
  - Elektrolytstörungen, Störungen des Säure-Basen-Haushalts, Azidose, Alkalose, Störungen des Volumen- und Flüssigkeitshaushalts etc.
- physikalisch-chemische Notfälle (16 h)
  - Grundlagen der Wärmeregulation etc.
  - thermische Notfälle, z.B. Sonnenstich, Hitzschlag, Verbrühung, Erfrierung, Hypothermie, Inhalationstrauma etc.

  - Stromunfall, Ertrinken, Barotrauma etc.
  - Säuren-/Laugen-Verätzungen
  - Praxistag im Brandverletztenzentrum, Verbrennungen, Rauchgasinhalation, u.a. CO, Zyanid etc.
- Intoxikationen (8 h)
  - Grundlagen: allgemeine Prinzipien der Toxikologie, Wechselwirkungen von Medikamenten
  - spezifische Aspekte von Vergiftungen inkl. Antidote: Medikamente, industrielle und chemische Stoffe, Pflanzen und Pilze
  - Alkohol und Drogen, z.B. Opiate, Halluzinogene, Kokain, LSD, Ecstasy, „Binge Drinking"
  - Organisation und Information, z.B. Giftzentren, Datenbanken
- **Leitsymptom:** Bewusstseinsstörung, Atonie, Lethargie, Ikterus, Übelkeit, Erbrechen, patholog. Atemmuster, Schmerz etc. (2 h)
  - prioritätenorientiertes prinzipielles diagnostisches und therapeutisches Vorgehen
- pflegerische Intervention und Arbeitstechniken (4 h)
  - Pflege von Patienten mit Stoffwechselerkrankungen, u.a. Diabetes Mellitus
  - Umgang mit Vergiftungen, primäre und sekundäre Giftelimination und Resorptionshemmung, z.B. forcierte Diurese, Resonium®-Einlauf

M 3.7 Gynäkologische und urologische Notfälle, Gewalt und Missbrauchserfahrungen (40 h)

- Grundlagen der Anatomie und Physiologie des Urogenitaltrakts (4 h)
  - Gynäkologie und Geburtshilfe
  - Urologie
- Missbrauch, Vergewaltigung, häusliche Gewalt (4 h)
  - Erkennen von Missbrauch, Unzucht, Vergewaltigung, häusliche Gewalt
  - rechtssichere Dokumentation
- Gewaltschutz-Modul (16 h)
  - geschlechtsbezogene Gewalt
  - Täter-Opfer-Verhalten – Dynamik von Gewaltbeziehungen
  - Polizeiarbeit bei häuslicher und allgemeiner Gewalt
  - forensische Aspekte bei sexualisierter Gewalt
- gynäkologische Notfälle (8 h)
  - Vena-Cava-Kompressionssyndrom
  - Kohabitationsverletzungen, Fremdkörper etc.
  - Extrauteringravidität, Endometriose etc.
  - gynäkologische Infektionen und Entzündungen, z.B. Mastitis, Vulvovaginitis, entzündliche Beckenerkrankungen

  - genitale Blutung, z.B. dysfunktionelle Blutungen, Zwischenblutungen, Myome, Tumore, Zysten, Abort
  - (Post-)Menopause, Blutung nach Geburt
- urologische Notfälle (4 h)
  - urologische Infektionen und Entzündungen, z.B. Epidymitis
  - Urämie, Nierensteine, Nierenkolliken, Tumore
  - Hodentorsion, Priapismus, Penisfraktur, Fremdkörper, Verletzungen etc.
  - Nierenversagen, prä-, intra- und postrenale Urosepsis
- **Leitsymptom**: Hämaturie Schmerzen, Blutung, Fieber, Dysurie, Oligo-/Anurie etc. (2 h)
  - prioritätenorientiertes prinzipielles diagnostisches und therapeutisches Vorgehen
  - Differenzialdiagnosen bei den oben aufgeführten Leitsymptomen: gynäkologisch, geburtshilflich, urologisch
- pflegerische Intervention und Arbeitstechniken (6 h)
  - Umgang mit Schwangeren, Besonderheiten im Umgang mit der Intimsphäre von Patienten mit gynäkologischen oder urologischen Erkrankungen oder Verletzungen
  - Umgang mit der Anlage von harnableitenden Kathetern, Dialyseverfahren

M 3.8 HNO-, MKG-chirurgische-, Augen- und dermatologische Notfälle (32 h)

- Grundlagen der Anatomie und Physiologie (6 h)
  - Grundlagen HNO und MKG
  - Grundlagen Augenheilkunde
  - Grundlagen Dermatologie
- HNO- und MKG-Notfälle (7 h)
  - Blutungen aus Mund, Nase, Ohr
  - Komplikationen durch Tumore, z.B. Atemwegsobstruktion, Blutung
  - Fremdkörper, Verletzungen, z.B. Würgen, Strangulation
  - entzündliche und infektiöse Erkrankungen
  - Erkrankungen, z.B. Morbus Meniere, Tinnitus, akute Hörminderung
- Augen-Notfälle (2 h)
  - entzündliche und infektiöse Erkrankungen
  - Verletzungen, stumpf und penetrierend und Fremdkörper
- dermatologische Notfälle (5 h)
  - entzündliche und infektiöse Erkrankungen, z.B. Insektenstich, Erysipel, Phlegmone
  - Hauterscheinungen, z.B. Papeln, Pusteln, Epidermolyse
  - anaphylaktische Reaktion

- pflegerische Intervention und Arbeitstechniken (10 h)
  - prioritätenorientiertes prinzipielles diagnostisches und therapeutisches Vorgehen
  - interprofessionelles Simulationstraining

M 3.9 Pädiatrische und geriatrische Notfälle (64 h)

- Grundlagen der Anatomie und Physiologie in der Pädiatrie (8 h)
  - anatomische und physiologische Besonderheiten: Bewusstsein/Kommunikation, Atemweg, Atmung, Kreislauf, Körperoberfläche etc.
  - psychologische Aspekte, z.B. Kommunikation, Furcht, ängstliches Kind, besorgte Eltern etc.
- pädiatrische Notfälle: Leitsymptome, Krankheitsbilder und Kindeswohlgefährdung (14 h)
  - neurologische Symptomatik, z.B. Krampfanfall, Fieberkrampf, Status epilepticus, Epilepsie, Infekt, Sepsis, Hypovolämie, Stoffwechselstörungen etc.
  - Skill Training: Luftnot, z.B. Verlegung der Atemwege, Asthma, Bronchiolitis, Aspiration, Infektion, Fremdkörper etc.
  - Kreislaufschwäche (z.B. Sepsis, Hypovolämie, Exsikkose, angeborene und erworbene Herzfehler etc.) und Herzrhythmusstörungen
  - Erbrechen, Durchfall, Stoffwechselerkrankungen
  - Fieber und Infektionen, z.B. Sepsis, Meningitis, Gastroenteritis, Harnwegsinfekt, Weichteilinfekt etc.
  - akutes Abdomen und urogenitale Notfälle, z.B. Hodentorsion, Epididymitis etc.
  - Sudden Infant Death-Syndrom (SID) und Apparent Life Threatening Event (ALTE), inkl. Umgang mit Eltern
- **Workshop**: Das vernachlässigte, misshandelte und missbrauchte Kind (8 h)
  - Vernachlässigung (physisch und/oder psychisch), Misshandlung (z.B. Schüttel-Trauma-Syndrom, nicht-akzidentelle Kopfverletzung), Missbrauch etc.
- das verletzte Kind (8 h)
  - Verletzungsmuster und typische Verletzungen (z.B. Frakturen, Organläsionen, Wunden etc.)
  - Ertrinkungsunfall, inkl. Hypothermie
  - Schädel-Hirn-Trauma, insbesondere das leichte und schwere SHT
  - schwerverletztes Kind, Polytrauma: Prinzipien der Versorgung, Prioritäten, Strategien (z.B. ABCDE-Schema, Re-Evaluation etc.)
- Pädiatrie Simulationstraining (8 h)
  - Simulationstraining Kinderreanimation
- geriatrische Notfälle (8 h)
  - altersphysiologische Veränderungen, Alter und Multimorbidität, Mangelernährung im Alter und Konsequenzen, Vulnerabilität und fehlende Reserven etc.

  - Scoring-Systeme im Alter (ISAR, SIS, CAM)
  - typische akute Erkrankungen, z.B. akutes Koronarsyndrom, Herzrhythmusstörungen, Delir versus Demenz, Gefäßverschluss und Ischämie (TIA, Schlaganfall, Mesenterialischämie) etc.
  - Patientenautonomie und -verfügung etc.
  - Polypharmazie und pharmakologische Besonderheiten, Schmerzmanagement im Alter
- Geriatrie Simulationstraining (8 h)
  - Ageman-Training

M 3.10 Schock, Sepsis, Trauma, akute Extremitäten- und Rumpf-Notfälle (88 h)

- Schock (10 h)
  - Überblick: Einteilung Schockformen (distributiv, hypovolämisch, kardiogen, obstruktiv), Pathophysiologie, Erkennen, Diagnostik, Behandlungsprinzipien
  - distributiver Schock: Pathophysiologie (Beispiele Sepsis, Anaphylaxie, spinale Läsion), Erkennen (u.a. okkulter versus manifester Schock, Symptomatik, körperliche Untersuchungsbefunde, technisch-apparative Möglichkeiten), Diagnostik, Behandlung (medikamentös, nicht-medikamentös)
  - hypovolämischer Schock: Pathophysiologie (Beispiele Blutung, Exsikkose), Erkennen (u.a. okkulter versus manifester Schock, Symptomatik, körperliche Untersuchungsbefunde, technisch-apparative Möglichkeiten), Diagnostik, Behandlung (medikamentös, nicht-medikamentös)
  - kardiogener Schock: Pathophysiologie (Beispiele Myokardinfarkt, dekompensierte Herzinsuffizienz, akutes Vitium), Erkennen (u.a. okkulter versus manifester Schock, Symptomatik, körperliche Untersuchungsbefunde, technisch-apparative Möglichkeiten), Diagnostik, Behandlung (medikamentös, nicht-medikamentös)
  - obstruktiver Schock: Pathophysiologie (Beispiele Perikardtamponade, massive Lungenembolie, Spannungspneumothorax), Erkennen (u.a. okkulter versus manifester Schock, Symptomatik, körperliche Untersuchungsbefunde, technisch-apparative Möglichkeiten), Diagnostik, Behandlung (medikamentös, nicht-medikamentös)
- SIRS und Sepsis (4 h)
  - Definition, Bedeutung und Pathophysiologie
  - Erkennen, Fokussuche und Diagnostik
  - Behandlung und Prävention
  - Besonderheit: Sepsis bei Kindern und älteren Patienten
- schwere Verletzung und Polytrauma (8 h)
  - Prinzipien und Phasen der Versorgung, u.a. Prioritäten, Strategien inkl. Damage Control
  - strukturiertes Übergabemanagement (ABCDE, Baum, ISBAR)

  - Besonderheit Schädel-Hirn-Trauma, leichte (diagnostische Herausforderung) und schwere Form (therapeutische Herausforderung)
- Simulationstraining (8 h)
  - interprofessionelles Schockraumtraining
- Grundlagen der Anatomie und Physiologie der Extremitäten und des Rumpfes (4 h)
  - Bewegungsapparat, innere Organe, Gefäß-, Nervensystem
- Extremitäten-Notfälle (6 h)
  - Verletzungen der Extremitäten, z.B. Frakturen, Luxationen, Distorsion, Prellung, Wunden, Sehnenverletzungen, Kompartment-Syndrom, Amputation etc.
  - Erkrankung der Extremitäten: Gefäßerkrankungen und -verschluss (arteriell, venös), degenerative und rheumatoide Erkrankungen, Lymphödem, Infektionen (z.B. Erysipel, Panaritium, Abszess, Phlegmone, Fasziitis), Arthritis, M. Sudeck, M. Dupuytren, Epicondyllitis etc.
- Rumpf-Notfälle (4 h)
  - Verletzungen des Rumpfes: stumpfes Thorax-Trauma, stumpfes Abdomen-Trauma, Becken-Verletzungen, Wirbelsäulen-Verletzungen etc.
  - Erkrankungen des Rumpfes: akutes Aortensyndrom, akutes Koronarsyndrom, Lungenembolie, Pneumonie, Pleuritis, Spontanpneumothorax, Nierenkolik, Leistenhernie, Wirbelsäulensyndrom (z.B. Discopathien, Osteochondro- und Spondylopathien, Torticollis) etc.
- **Leitsymptom**: Extremitäten- bzw. Rumpfschmerz (4 h)
  - prioritätenorientiertes prinzipielles diagnostisches und therapeutisches Vorgehen
  - Differenzialdiagnosen: kardiovaskulär, pulmonal, gastrointestinal, muskuloskelettal, rheumatologisch, infektiös, urologisch etc.
- pflegerische Intervention und Überwachung (2 h)
  - Monitoring, Schmerzmanagement, Lagerung, Ruhigstellung, Dokumentation Patienteneigentum etc.
- Kongresse/Symposien (16 h)
  - Besuche von Kongressen, Symposien, Fachveranstaltungen

3.5 Fazit

Die sehr hohen und zukünftig vermutlich noch weiter steigenden fachlichen und personalen Anforderungen an Pflegende in Notaufnahmen erfordern eine eigene, fokussierte Qualifizierungsmöglichkeit. Veränderungen in der Arbeitsteilung wirken sich zukünftig auf die Qualifikationserfordernisse und Qualifizierungswege in den Berufen der Gesundheitsversorgung aus. Neben fachlichen Qualifikationen sind vor allem relevante, übergreifende Performanz wie die Fähigkeit zur Zusammenarbeit in multiprofessionellen

Teams zu benennen. Deshalb benötigen spezifische Fachbereiche im besonderen Maße professionell ausgebildete und auf die Bedürfnisse des Bereichs angepasste Fachpflegekräfte.

Grundsätzlich steht mit den Pflegenden eine etablierte Berufsgruppe zur Verfügung, die im Rahmen der Fachweiterbildung analog zu bestehenden Pflegeexperten aus dem Intensiv- und Anästhesiebereich in der Notfallmedizin qualifiziert werden sollten. Durch die zweijährige Fachweiterbildung wird eine Vielzahl von Inhalten vermittelt, die eine hohe Kompetenz und Autonomie der Fachpflegekräfte abbildet.

4 DGINA-Empfehlung Fachweiterbildung Notfallpflege

Die Empfehlung zur inhaltlichen Ausgestaltung von einer zweijährigen Fachweiterbildung Notfallpflege durch die Deutsche Gesellschaft für interdisziplinäre Notfall- und Akutmedizin (DGINA) wurde 2014 veröffentlicht[31]. Grund für die Entwicklung des Curriculums waren die divergenten Weiterbildungsmöglichkeiten für die in Notaufnahmen tätigen Pflegekräfte. Strukturell orientiert sich das DGINA-Curriculum an den zu dieser Zeit aktuellen Empfehlungen der DKG, hier vor allem an der Fachweiterbildung Anästhesie und Intensivpflege. Aufgebaut ist das Curriculum daher auch in Themenfelder und Lernbereiche. Da die Inhalte aus den Lernbereichen 3 (Rahmenbedingungen der Institution Krankenhaus kennen und in ihrem Kontext handeln) und 4 (Sich selbst im beruflichen Handeln wahrnehmen) grundsätzlich Basiswissen innehaben, wurde diese für das Curriculum der Notfallpflege übernommen. Im Lernbereich 2 (Die spezielle Pflege von Menschen auf der Intensivstation und in der Anästhesie kompetent durchführen und evaluieren) wurde nur das Themenfeld 2 (In Notfallsituationen situationsbezogen und adäquat handeln) übernommen. Der Notaufnahme-spezifische Themenbereich 1 (Notfallpflege) umfasst 420 h und ist in 6 Themenfelder aufgeteilt.

31 Wedler K, Friedsdorf M, Dietz-Wittstock M (2914) Empfehlung zur Fachweiterbildung Notfallpflege. URL: https://www.medizin.uni-halle.de/fileadmin/Bereichsordner/SonstigeEinrichtungen/Simulationszentrum/Fachweiterbildung_Notfallpflege/DGINA-Empfehlung_Notfallpflege.pdf (abgerufen am 29.03.2019)

In dem vorgestellten Rahmenlehrplan wird daher auch nur der Lernbereich Notfallpflege mit den 6 Lernfeldern detailliert dargestellt.

Themenfelder des Lernbereichs Notfallpflege

- allgemeine pflegerische Interventionen im Handlungsfeld Notaufnahme
- pflegetherapeutische Maßnahmen bei häufig auftretenden Symptomen planen, durchführen und bewerten
- pflegetherapeutische Maßnahmen bei speziellen Patientengruppen planen, durchführen und bewerten
- Kommunikation, Deeskalation Verarbeitungstechniken und Human Factors ausgerichtet auf die spezifischen Bedingungen im Handlungsfeld Notaufnahme
- Triage – Handlungsbedarf erkennen, planen, durchführen und bewerten
- strukturierte Erstbeurteilung und Stabilisierung lebensbedrohlicher Zustände

4.1 Organisatorisches

Die primäre Zielgruppe der Empfehlung zur Fachweiterbildung Notaufnahme, ist das in einer Notaufnahme arbeitende Pflegepersonal.

Voraussetzungen für die Fachweiterbildung Notfallpflege, mit integrierten Bestandteilen der DKG-empfohlenen Fachweiterbildung Intensivpflege und Anästhesie, sind:

- Erlaubnis zum Führen der Berufsbezeichnung „Krankenschwester/-pfleger“ bzw. „Gesundheits- und Krankenpfleger/in“, „Kinderkrankenschwester/-pfleger“ bzw. „Gesundheits- und Kinderkrankenpfleger/in“
- mindestens 1-jährige Tätigkeit in den o.g. Berufen
- mindestens ½-jährige Tätigkeit in der klinischen Notaufnahme

Der Umfang der modular aufgebauten Empfehlung beträgt 720 Stunden theoretischer Unterricht, sowie Praxiseinsätze von 1.800 Stunden. Praktische Einsatzfelder sind verschiedene Notaufnahmen, der Rettungsdienst und weitere Funktionsbereiche.

Obligatorische Einsatzgebiete sind:

- mind. 750 Stunden in einer Notaufnahme (mind. 300 in einer Zentralen Notaufnahme)
- mind. 150 Stunden im Rettungsdienst (boden- und/oder luftgebunden)
- mind. 300 Stunden in einer externen Notaufnahme

Tab. 5 Übersicht der DGINA-Themenfelder

	DGINA Themenfelder des Lernbereiches Notfallpflege		DKG Themenfelder und Lernbereiche der Fachweiterbildung Intensivpflege und Anästhesie					
	Lernbereich Notfallpflege	Std. 420	**Lernbereich II** die spezielle Pflege von Menschen auf der Intensivstation und in der Anästhesie kompetent durchführen und evaluieren	Std. 60	**Lernbereich III** Rahmenbedingungen der Institution Krankenhaus kennen und in ihrem Kontext handeln	Std. 60	**Lernbereich IV** sich selbst im beruflichen Handeln wahrnehmen	Std. 180
Themenfeld 1	allgemeine pflegerische Interventionen im Handlungsfeld Notaufnahme	90			Arbeitsabläufe in komplexen Situationen unter Beachtung rechtlicher Rahmenbedingungen gestalten	15	das eigene Lernen planen, durchführen und evaluieren	40
Themenfeld 2	pflegetherapeutische Maßnahmen bei häufig auftretenden Symptomen planen, durchführen und bewerten	100	in Notfallsituationen situationsbezogen und adäquat handeln	20	Arbeitsabläufe in komplexen Situationen unter Beachtung von gesundheits- und sozialpolitischen Rahmenbedingungen gestalten	15	die eigene Gesundheit erhalten und fördern	50
Themenfeld 3	pflegetherapeutische Maßnahmen bei speziellen Patientengruppen planen, durchführen und bewerten	90			Arbeitsabläufe in komplexen Situationen unter Beachtung von Struktur-, Prozess- und Ergebnisqualität gestalten	15	aus verschiedenen Rollen heraus im Team zusammenarbeiten	30

Tab. 5 *(Fortsetzung)* Übersicht der DGINA-Themenfelder

	DGINA Themenfelder des Lernbereiches Notfallpflege		DKG Themenfelder und Lernbereiche der Fachweiterbildung Intensivpflege und Anästhesie					
	Lernbereich Notfallpflege	Std. 420	**Lernbereich II** die spezielle Pflege von Menschen auf der Intensivstation und in der Anästhesie kompetent durchführen und evaluieren	Std. 60	**Lernbereich III** Rahmenbedingungen der Institution Krankenhaus kennen und in ihrem Kontext handeln	Std. 60	**Lernbereich IV** sich selbst im beruflichen Handeln wahrnehmen	Std. 180
Themenfeld 4	Kommunikation, Deeskalation Verarbeitungstechniken und Human iactors ausgerichtet auf die spezifischen Bedingungen im Handlungsfeld Notaufnahme	30			Arbeitsabläufe in komplexen Situationen unter Beachtung ökonomischer und ökologischer Rahmenbedingungen gestalten	15	berufliches Selbstverständnis entwickeln	30
Themenfeld 5	Triage – Handlungsbedarf erkennen, planen, durchführen und bewerten	30	Menschen während des speziellen anästhesiologischen Versorgungsprozesses überwachen und kompetent handeln	40			mit komplexen sozialen und pflegerischen Situationen umgehen	30
Themenfeld 6	strukturierte Erstbeurteilung und Stabilisierung lebensbedrohlicher Zustände	80						

Optionale Einsatzgebiete sind:

- 600 Stunden in mind. drei Funktionsbereichen, die Schnittstelle der Notaufnahme sind (bspw. Herzkatheter, OP, Anästhesie, Intensivstation)

Wird der praktische Einsatz im Rettungsdienst auf 160 h erweitert, besteht für die Teilnehmer, bei Kooperation mit Rettungsdienstschulen, die Möglichkeit, die Stunden und weitere theoretische Anteile für die Ausbildung zum Rettungssanitäter anrechnen zu lassen. Eine komplette Übersicht der Themenfelder bietet Tabelle 5.

4.2 Beispielhafter Rahmenlehrplan

4.2.1 Lernbereich 1 Themenfeld 1: Allgemeine pflegerische Interventionen im Handlungsfeld Notaufnahme (90 h)

Notfallversorgung in Deutschland (8 h)

- Struktur der Notfallversorgung in Deutschland
  - Begriffsdefinitionen (Notfall, Notfallversorgung, Notfallmedizin, Telemedizin, Laienhilfe, Rettungskette)
  - Sanitätsdienste und Leitstellen
  - Struktur der präklinischen und klinischen Notfallversorgung inkl. sektoraler Trennung
- internationale Notfallversorgungssysteme im Vergleich
- Organisationsformen einer Notaufnahme (dezentral, zentral, gemischt, interdisziplinär)

Das Handlungsfeld Notaufnahme im System der Krankenversorgung (8 h)

- architektonische Besonderheiten
  - Anforderungen, Ausstattungen (Schockraum etc.), Logistik
- Schnittstellen
  - innerklinisch (OP, Herzkatheter etc.)
  - präklinisch (Rettungsdienst, Arztpraxen)
- rechtliche Rahmenbedingungen und Finanzierung
- Grundrecht, SGB V, Europarecht
- ambulante Notfallversorgung als Aufgabe der Kassenärztlichen Vereinigung
- Einheitlicher Bewertungsmaßstab (EBM), Abrechnungssystem

Durchführung und Bewertung nicht invasiver und invasiver Überwachung (16 h)

- Standard-Monitoring – kontinuierliche Erfassung von Vitalparametern invasiv und nicht-invasiv und sich daraus ergebende Reaktionen und Interventionen
  - Blutdruck

- Herzfrequenz
  - Pulsoxymetrie
  - ZVD
  - Temperatur
- Erfassung des Bewusstseins und Erkennen von Bewusstseinsveränderungen und sich daraus ergebende Reaktionen und Interventionen
  - Bewusstseinsstadien
  - Pupillenkontrolle (Größe, Lichtreaktion, Formveränderungen usw.)
  - Assessmentinstrumente (Glasgow Coma Scale)
- Erfassung eines EKG und sich daraus ergebende Reaktionen und Interventionen
  - Reiz-Leitungs-System
  - Zellpotenziale
  - Herzrhythmusstörungen (Sinusbradykardie, Sinustachykardie, Vorhofflimmern, Vorhofflattern, AV-Blöcke, Extrasystolen [ventrikulär, extraventrikulär], Kammerflimmern, Kammerflattern)
- EKG-Ableitungen
  - Ableitungsfehler
  - EKG-Auswertungen
  - technische Störungen der EKG-Überwachung und ihre Ursachen

Vorbereitung, Überwachung, Assistenz im Rahmen therapeutischer und diagnostischer Maßnahmen (34 h)

- Vorbereitung, Durchführung, ggf. Assistenz, Nachbereitung, Komplikationen
  - Zugänge
    - peripher-venös
    - zentral-venös
    - arteriell
    - intraossär
  - Ableitungen
    - Punktionen (Pleura, Aszites)
    - Drainagen (Thoraxdrainagen etc.)
    - Sonden (gastrointestinal etc.)
    - Katheter (Blasendauerkatheter, etc.)
  - Injektionen
    - subkutan/intramuskulär
- Elektrotherapie
  - Kardioversion
  - Defibrillation
  - Herzschrittmacher
- Labor
  - notfallrelevante Parameter
  - point of care

- bildgebende Untersuchungen
  - Ultraschall
  - Röntgen/CT
  - Doppler
- Atemwegsmanagement
  - Maskenbeatmung
  - Intubation (inkl. Esmarch-Griff)
  - Koniotomie

Durchführung und Bewertung ruhigstellender Maßnahmen (14 h)

- Lagerung und Schienen
  - Verbände
  - Tapen/Rucksackverband/Gilchrist-Verband/Blount-Verband
  - Extensionen
  - Repositionen
  - Gipsen
    - Grundlagen (Raum, Materialien, Vorbereitung, Tauchtechnik, Polstertechniken, Entfernung)
    - Kunststoff
    - Winkelstellung/exponierte oder druckgefährdete Stellen
- Tourniquet

Hygienerichtlinien kennen und umsetzen (10 h)

- mikrobiologische Grundlagen
- Hygienestandards
- spezielles Regime bei
  - Infektionserkrankungen wie MRGN, ESBL, VRE, Norovirus, HIV
  - Parasiten wie Läuse, Skabies
  - tropische Erkrankungen

4.2.2 Lernbereich 1 Themenfeld 2: Pflegetherapeutische Maßnahmen bei häufig auftretenden Symptomen planen, durchführen und bewerten (100 h)

Didaktischer Hinweis

Um die symptomorientierten Fallbeispiele bearbeiten zu können, ist es empfehlenswert, vorab fachspezifische Grundlagen zu wiederholen und eine Auswahl an exemplarischen Diagnosen/Krankheitsbildern vorzustellen. Dabei gilt es nicht, jede genannte Diagnose dezidiert zu besprechen, vielmehr gilt es, die notfallmedizinisch notwendigen Punkte hervorzuheben.

Notfallmedizinisch relevante Symptome einschl. Pathophysiologie und Diagnostik sowie deren Auswirkungen auf die Lebensqualität des Menschen: konservative und chirurgische Therapie und pflegerische Konsequenzen (100 h)

- kardiovaskuläre Notfälle bei Erwachsenen und Kindern (6 h)
  - Anatomie und Physiologie
  - exemplarische Diagnosen
    - Arrhythmien
    - angeborene Herzerkrankungen
    - Kontraktilitätsstörungen, Pumpversagen (Kardiomyopathien, chr. Herzinsuffizienz, akutes Lungenödem, Perikardtamponade)
    - entzündliche und infektiöse Herzerkrankungen (Endokarditis, Myokarditis, Perikarditis)
    - ischämische Herzerkrankung (Myokardinfarkt, akutes Koronarsyndrom, stabile Angina pectoris)
    - Traumafolgen am Herzen
    - vaskuläre und thromboembolische Erkrankungen (Aortendissektion/Aneurysmaruptur, tiefe Venenthrombose, hypertensive Notfälle, arterielle Verschlusskrankheit, Thrombophlebitis, Lungenembolie, pulmonale Hypertonie)
- dermatologische Notfälle bei Erwachsenen und Kindern (2 h)
  - Anatomie und Physiologie
  - exemplarische Diagnosen
    - entzündliche und infektiöse Erkrankungen
    - Hauterscheinungen durch immunologische, systemische und toxische Erkrankungen
- endokrine und metabolische Notfälle bei Erwachsenen und Kindern (6 h)
  - Anatomie und Physiologie
  - exemplarische Diagnosen
    - akutes Auftreten von angeborenen Stoffwechselstörungen
    - Nebenniereninsuffizienz, Addison-Krise
    - Störungen des Glukosestoffwechsels (hyperosmolarer hyperglykämischer Zustand, Ketoazidose, Hypoglykämie)
    - Notfälle bei Schilddrüsenerkrankungen (Hyperthyreose, Hypothyreose, Myxödemkoma, thyreotoxische Krise)
- Flüssigkeits- und Elektrolytstörungen (6 h)
  - Anatomie und Physiologie
  - exemplarische Diagnosen
    - Störungen im Säure-Basen-Haushalt (Azidose, Alkalose)
    - Elektrolytstörungen/Störungen des Volumen- und Flüssigkeitshaushalts
- Notfälle im Hals-, Nasen-, Ohren-, Mund- und Nackenbereich bei Erwachsenen und Kindern (2 h)
  - Anatomie und Physiologie

- exemplarische Diagnosen
  - Blutungen
  - Komplikationen durch Tumoren (Atemwegsobstruktion, Blutung)
  - Fremdkörper
  - entzündliche und infektiöse Erkrankungen (Angioödem, Epiglottitis, Laryngitis, Paratonsillarabszess)
  - verletzungsbedingte Probleme
- gastrointestinale Notfälle bei Erwachsenen und Kindern (4 h)
  - Anatomie und Physiologie
  - exemplarische Diagnosen
    - angeborene Erkrankungen (Hirschsprung-Krankheit, Meckel-Divertikel, Pylorusstenose)
    - chronisch entzündliche und infektiöse Erkrankungen (Appendizitis, Cholezystitis, Cholangitis, Divertikulitis, Verschlechterung und Komplikationen von entzündlichen Darmerkrankungen, Gastritis, Gastroenteritis, gastroösophageale Refluxkrankheit, Hepatitis, Pankreatitis, peptisches Ulkus, Peritonitis)
    - Stoffwechselstörungen durch Lebererkrankungen, Leberversagen
    - verletzungsbedingte und mechanische Probleme (Hernienstrangulation, Darmverengung, Darmverschluss)
    - Tumoren
    - vaskuläre Erkrankungen: Ischämie und Blutung (ischämische Kolitis, obere und untere gastrointestinale Blutung, Mesenterialischämie)
- gynäkologische und geburtshilfliche Notfälle (4 h)
  - Anatomie und Physiologie
  - exemplarische Diagnosen
    - entzündliche und infektiöse Erkrankungen (Mastitis, entzündliche Beckenerkrankung, Vulvovaginitis)
    - geburtshilfliche Notfälle (vorzeitige Plazentalösung, Eklampsie, Extrauteringravidität, notfallmäßige Entbindung, HELLP-Syndrom, Hyperemesis gravidarum, Placenta praevia, Nachgeburtsblutung)
    - Tumoren
    - vaskuläre Erkrankungen: Ischämie und Blutung (vaginale Blutung)
- immunologische Notfälle bei Erwachsenen und Kindern (4 h)
  - Anatomie und Physiologie
  - exemplarische Diagnosen
    - Allergien und anaphylaktische Reaktionen
    - entzündliche und infektiöse Erkrankungen (akute Komplikationen einer Vaskulitis)
- psychiatrische Erkrankungen und Verhaltensstörungen (4 h)
  - Anatomie und Physiologie

  - exemplarische Diagnosen
    - Verhaltensstörungen (affektive Störungen, Verwirrtheit und Bewusstseinsstörungen, Gedächtnisstörungen, Wahrnehmungsstörungen, psychomotorische Störungen, Denkstörungen
    - Drogen-, Medikamenten- und Alkoholmissbrauch
- hämatologische und onkologische Notfälle bei Erwachsenen und Kindern (4 h)
  - Anatomie und Physiologie
  - exemplarische Diagnosen
    - Anämien
    - Komplikationen bei Lymphomen und Leukämien
    - angeborene Erkrankungen
    - Hämophilie und Willebrand-Jürgens-Syndrom
    - Sichelzellenanämie
    - Ischämie und Blutung
    - erworbene Gerinnungsstörungen
    - medikamentenbedingte Blutung
- muskuloskelettale Notfälle (4 h)
  - Anatomie und Physiologie
  - exemplarische Diagnosen
    - Hüftgelenksdislokation
    - entzündliche und infektiöse Erkrankungen (Arthritis, Bursitis)
    - nekrotisierende Fasziitis
    - Osteomyelitis
    - traumatische und degenerative Erkrankungen
    - Rückenschmerzen
    - häufige Frakturen und Dislokationen
    - Kompartmentsyndrom
    - Crush-Syndrom
- Infektionskrankheiten und Sepsis bei Erwachsenen und Kinder (4 h)
  - Anatomie und Physiologie
  - exemplarische Diagnosen
    - häufig virale, parasitäre und bakterielle Infektionen durch Nahrungsmittel/Wasser/Tröpfchen/Biss übertragene/Körperflüssigkeiten und Infektionskrankheiten
    - Sepsis und septischer Schock
    - Streptokokken-induziertes toxisches Schocksyndrom
- neurologische Notfälle bei Erwachsenen und Kinder (4 h)
  - Anatomie und Physiologie
  - exemplarische Diagnosen
    - entzündliche und infektiöse Erkrankungen (Hirnabszess, Enzephalitis, Meningitis)
    - Fieberkrämpfe bei Kindern
    - Rückenmarksyndrome

    - periphere Nervenverletzung und Nervenkompression
    - Schädel-Hirn-Trauma
    - Tumoren
    - vaskuläre Erkrankungen: Ischämie und Blutung (Apoplex, Subarachnoidalblutung, subdurale Hämatome)
    - Krampfanfälle und Status epilepticus
- ophthalmologische Notfälle bei Erwachsenen und Kinder (2 h)
  - Anatomie und Physiologie
  - exemplarische Diagnosen
    - entzündliche und infektiöse Erkrankungen (Konjunktivitis, Iritis)
    - traumatische Verletzungen und damit verbundene Probleme
    - akutes Glaukom
- pulmonale Notfälle bei Erwachsenen und Kindern (4 h)
  - Anatomie und Physiologie
  - exemplarische Diagnosen
    - Mukoviszidose
    - entzündliche und infektiöse Erkrankungen (Asthma/Bronchitis/Bronchiolitis/Pneumonie/Empyem/COPD)
    - Pleuritis/Pleuraerguss
    - Tuberkulose
    - Verletzungen und damit verbundene Probleme (Inhalation von Fremdkörpern, Hämatothorax, Spannungspneumothorax, Mediastinalemphysem)
    - vaskuläre Erkrankungen (Lungenembolie)
- renale und urologische Notfälle bei Erwachsenen und Kinder (4 h)
  - Anatomie und Physiologie
  - exemplarische Diagnosen
    - entzündliche und infektiöse Erkrankungen (Epididymitis/Glomerulonephritis/Pyelonephritis/Prostatitis)
    - Harnwegsinfektionen
    - akutes Nierenversagen
    - nephrotisches Syndrom
    - Nephrolithiasis, Urämie
    - Harnverhaltung
    - Hodentorsion
    - Tumoren
    - Begleiterkrankungen bei dialysepflichtigen und nierentransplantierten Patienten
    - Komplikationen bei urologischen Maßnahmen

Symptomorientierte Fallbeispiele (36 h)

- akute Bauchschmerzen
- Bewusstseinsveränderungen
- Rückenschmerzen

- Herzstillstand
- Brustschmerzen
- Diarrhoe
- Dyspnoe
- Kopfschmerzen
- Synkope
- Hypo-/Hyperthermie
- Ikterus
- Schmerzen in Armen/Beinen
- Palpationen
- Krampfanfälle
- Erbrechen

4.2.3 Lernbereich 1 Themenfeld 3: Pflegetherapeutische Maßnahmen bei speziellen Patientengruppen planen, durchführen und bewerten (90 h)

Der geriatrische Patient (30 h)

- der demografische Wandel – Herausforderung für das Gesundheitssystem
- somatische Veränderungen im Alter/psychologische Aspekte
  - Spezifität des älteren Menschen
  - Veränderungen der kognitiven Leistungen im höheren Lebensalter
  - Veränderungen der psychischen Funktionen und der Persönlichkeit im Alter
  - psychische Verarbeitung von Schmerzen im Alter
- Aufgaben der Psychologie im Rahmen der geriatrischen Notfallversorgung
  - psychometrische Diagnostik
  - Gerontopsychiatrie
- Palliativmedizin
- geriatrische Notfälle
  - Sturz
  - Lungenerkrankungen
  - diabetische Entgleisung
  - kardiologische Notfälle
  - Elektrolytentgleisung
  - onkologische Notfälle
  - Verwahrlosung
  - Trauma
  - Polypharmazie
- Misshandlung/Verwahrlosung

Das kranke Kind (30 h)

- somatische Besonderheiten des Kindesalters
- psychologische Aspekte
- pharmakologische Aspekte
- pädiatrische Notfälle
  - Reanimation
  - respiratorische Notfälle
  - Verbrennungen
  - Krampfanfall
  - Pseudokrupp/Krupp-Syndrom
  - Waterhouse-Friderichsen-Syndrom
  - Invagination
  - Misshandlungen
  - das polytraumatisierte Kind
- Misshandlung/Verwahrlosung

Die schwangere Patientin (10)

- Eklampsie
- HELLP-Syndrom
- Plazentaablösung
- Geburt

Der psychiatrische Patient (10 h)

- psychische Störungen (Panikattacken, Psychosen)
  - akut/neu
  - Exazerbation
  - Nebenwirkungen von Medikamenten
  - Drogen
- Suizidalität
- rechtliche Aspekte

Kultursensible Pflege (6 h)

- kulturell spezifische Wertvorstellungen
- Umgang mit Sprachbarriere

4.2.4 Lernbereich 1 Themenfeld 4: Kommunikation, Deeskalation, Verarbeitungstechniken und Human Factor ausgerichtet auf die spezifischen Bedingungen im Handlungsfeld Notaufnahme (30 h)

Kommunikation unter erschwerten Bedingungen (8 h)

- Menschen mit Handicap
- demenzgerecht kommunizieren

- Trauer
- randalierende/aggressive Patienten
- Opfer häuslicher Gewalt
- Kommunikation in und nach kritischen Situationen
- Belastungssituation

Deeskalationsmöglichkeiten (8 h)

- rhetorische Deeskalation
- Deeskalationstraining

Coping-Mechanismen (6 h)

- Achtsamkeit
- Resilienz
- kognitive Bewältigungsstrategien
- Stressreduktion

Human Factors und Patientensicherheit in der Akutmedizin (Crisis Resource Management CRM) (8 h)

- Grundlagen: Fehler, Komplexität und menschliches Handeln
- individuelle Faktoren des Handelns
- Human Factors im Team
- Fehler und Sicherheit in Organisationen

4.2.5 Lernbereich 1 Themenfeld 5: Triage – Handlungsbedarf erkennen, planen, durchführen und bewerten (30 h)

Triage-Systeme

- Grundlagen/Historie
- Begriffsklärung
- geschichtlicher Hintergrund
- präklinische Triage
- klinische Triage
  - MTS
  - ESI
- Triage/Ersteinschätzung Fallbeispiele

4.2.6 Lernbereich 1 Themenfeld 6: Strukturierte Erstbeurteilung und Stabilisierung lebensbedrohlicher Erkrankungen (80 h)

Strukturiertes Traumamanagement (14 h)

- prähospitales Traumamanagement (PHTLS)
  - Begrifflichkeiten (PHTLS)/Historie/Traumaprävention

    - Beurteilung von Einsatzstelle und Patient – Organisation und Behandlung
    - Kinematik (Physik)
    - allgemeine Prinzipien
        - stumpfes Trauma
        - penetrierendes Trauma
        - Explosionsverletzungen
    - die Einsatzstelle
        - Bewertung
        - Belange der Sicherheit
        - Belange der Situation
    - PHTLS-Prinzipien
- klinisches Traumamanagement/Schockraumtraining

Strukturiertes Vorgehen bei Katastrophen (16 h)

- Massenanfall von Verletzten und Terrorismus
- Katastrophenmanagement
- Massenvernichtungswaffen

Notfallmedizinisch relevante (akut) lebensbedrohliche Erkrankungen einschließlich Pathophysiologie und Diagnostik sowie deren Auswirkungen auf die Lebensqualität des Menschen (50 h)

- Advanced Medical Life Support – Grundlagen
    - Schock
        - Anatomie, Physiologie und Pathophysiologie des Schocks
        - Schocktypen
        - Beurteilung (Primary & Secondary Survey)
        - Management
        - Komplikationen (akutes Nierenversagen, respiratorische Insuffizienz, Multiorganversagen, Koagulopathien)
    - Traumata
        - Frakturen
        - spinales Trauma
        - abdominelles Trauma
        - Thoraxtrauma
        - Trauma des Bewegungsapparates
        - pädiatrisches Trauma
        - Polytrauma
    - Trauma durch Hitze und Kälte
        - thermische Trauma
        - Verletzungen durch Kälte
        - Verletzungen durch Hitze

- Ertrinkungsunfall/Barotrauma/Blitzschlag
  - Ertrinken/Beinahe-Ertrinken
  - Tauchunfälle
  - Blitzschlag
  - Höhe
- Vergiftung
  - Umwelttoxine (Tiere, Pflanzen)
  - Medikamente als Giftstoffe
  - Drogenmissbrauch
  - Giftstoffe zu Hause und am Arbeitsplatz (toxische Alkohole, Kohlenmonoxid, ätzende Stoffe, Cholinesterasehemmer)

5 DKG-Empfehlung zur Fachweiterbildung Notfallpflege

Die Deutsche Krankenhausgesellschaft rief 2012 eine Arbeitsgemeinschaft ins Leben, mit dem Ziel, eine Empfehlung für den Fachbereich Notfallpflege zu entwickeln. An der Unterarbeitsgruppe (UAG) waren fünf Mitglieder beteiligt. Diese weisen vorrangig eine Expertise aus dem Intensiv- und Anästhesiepflegebereich vor. Dies zeigt sich leider deutlich an vielen inhaltlichen Punkten und der damit verbundenen Stundenverteilung. Diese Themen weisen eine hohe Relevanz im Intensiv- und Anästhesiesetting auf, müssen jedoch nicht in dieser Tiefe für die Notfallpflege gelehrt werden. Daher ist die Empfehlung der DKG auch als Empfehlung zu werten und erlaubt den Weiterbildungsstätten, die Tiefe der einzelnen Themen dem Notaufnahmesetting anzupassen.

Die Empfehlung orientiert sich in ihrer Struktur nicht mehr an Lernbereichen und Themenfeldern, sondern weist einen modularen Aufbau auf.

Die Empfehlung für die Weiterbildung in dem Fachgebiet Notfallpflege wurde am 29.11.2016 in der 286. Vorstandssitzung der DKG verabschiedet. Die Empfehlung ist am 01.01.2017 in Kraft getreten[32].

32 DKG Deutsche Krankenhausgesellschaft (2018) DKG-Empfehlung für die Weiterbildung Notfallpflege: https://www.dkgev.de/media/file/97051.2018_09_17_DKG-Empfehlung_Weiterbildung_Notfallpflege.pdf. URL (abgerufen am 29.03.2019)

Als Ziele der Weiterbildung formuliert die DKG in § 2:
- Die erfolgreich abgeschlossene Weiterbildung im Fachgebiet Notfallpflege befähigt Teilnehmende, Patienten entsprechend dem allgemein anerkannten Stand pflegewissenschaftlicher, medizinischer und weiterer bezugswissenschaftlicher Erkenntnisse zu pflegen.
- Nach erfolgreich abgeschlossener Weiterbildung begegnen die Teilnehmenden komplexen beruflichen Situationen mit individuellem Handeln, indem fachliche, personale, soziale und methodische Kompetenzen vertieft und erweitert werden. Die Selbstständigkeit und Selbstbestimmung der Patienten und deren Sicherheit werden ebenso wie ihre familiären, sozialen, spirituellen und kulturellen Aspekte einbezogen.
- In der Weiterbildung werden den Teilnehmenden Inhalte zur Kompetenzentwicklung vermittelt, die in den jeweiligen Modulen detailliert beschrieben werden.

Die Nomenklatur der Empfehlung ist wie folgt zu verstehen:
- BM steht für die Basismodule, die für alle Empfehlungen nach DKG ab 2015 gelten
- F NFP steht für die Fachmodule der Notfallpflege
- M und ME stehen für die jeweiligen Module und Moduleinheiten

5.1 Organisatorisches

Voraussetzung für die Teilnahme an der Fachweiterbildung Notfallpflege ist einer der folgenden Abschlüsse:

- Gesundheits- und Krankenpflege
- Gesundheits- und Kinderkrankenpflege
- Krankenpflege
- Kinderkrankenpflege

Ebenso müssen Teilnehmer eine sechs-monatige Tätigkeit im Fachgebiet der Notfallpflege vorweisen.

Sollten Teilnehmer bereits Module einer anderen Fachweiterbildung nach DKG-Empfehlung absolviert haben, können diese anerkannt werden.

Für Absolventen der (pädiatrischen) Anästhesie- und Intensivpflege (DKG-Empfehlung vom 29.09.2015) werden demnach in der Theorie folgende Module entfallen (entspricht einer Stundenzahl von 320 h):

- BM 1
- BM 2
- M 1 ME 4
- M 3 ME 2
- M 3 ME 3
- M 3 ME 4
- M 5 ME 2

Für die praktische Weiterbildung werden für Absolventen der (pädiatrischen) Anästhesie- und Intensivpflege (DKG-Empfehlung vom 29.09.2015) 900 h Stunden angerechnet:

- 260 Stunden Intensivstation
- 200 Stunden Anästhesie
- 140 Stunden Notaufnahme
- 300 Stunden Wahlpflichteinsatz

Erbracht werden müssen demnach noch:

- mindestens 780 Stunden in einer Notaufnahme, davon mindestens 300 Stunden in einer zentralen oder interdisziplinären Notaufnahme
- mindestens 120 Stunden präklinische Notfallversorgung (Rettungsdienst)

Darüber hinaus besteht auch für Absolventen von Fachweiterbildungen früherer DKG-Empfehlungen die Möglichkeit, eine Anrechenbarkeit von einzelnen Inhalten durch die Weiterbildungsleitung prüfen zu lassen.

- Die Dauer der berufsbegleitenden Fachweiterbildung dauert zwei bis höchstens fünf Jahre. Es gibt einen theoretischen und einen praktischen Teil der Fachweiterbildung, mit jeweiligen spezifischen Prüfungsnachweisen:
- mindestens 720 Stunden Theorie (davon können maximal ein Viertel (180 h) in nachgewiesenen Formen von selbstgesteuertem Lernen durchgeführt werden
- mindestens 1.800 Stunden praktische Weiterbildung (unter fachkundiger Anleitung durch einen Praxisanleiter) jeweilige Prüfungen (Modulprüfungen, praktische Leistungsnachweise sowie die praktische und mündliche Abschlussprüfung)

5.2 Empfehlung zur zeitlichen Einteilung der theoretischen Weiterbildung

Die theoretische Weiterbildung ist nach curricularen Empfehlungen der DKG in zwei Basis- und fünf Fachmodule unterteilt, die insgesamt 720 Stunden umfassen.

Die beiden Basismodule müssen innerhalb des ersten Weiterbildungsjahres abgeschlossen sein, Fachmodul 1 vor Beginn der weiteren Fachmodule. Der exemplarische Blockwochenplan für 19 Blockwochen terminiert auch die Modulprüfungen. Mögliche Inhalte der einzelnen Module sind dem Rahmenlehrplan zu entnehmen.

5.3 Prüfungsleistungen

5.3.1 Modulprüfungen

Um zu den Abschlussprüfungen zugelassen zu werden, muss eine Prüfungsleistung in allen 7 Modulen vorliegen, diese muss in schriftlicher oder mündlicher Form erfolgen, wobei jede dieser Prüfungsformen jeweils mindestens zweimal durchgeführt werden muss. Adaptiert an den Inhalten der einzelnen Module und der Orientierung des Niveaus der Weiterbildung an Niveau 6 des deutschen Qualifikationsrahmens empfehlen sich daher jeweils die einzelnen Prüfungsleistungen wie folgt:

- Basismodul 1: Hausarbeit (10-seitig)
- Basismodul 2: mündliche Prüfung
- Fachmodul 1: Hausarbeit (10-seitig)
- Fachmodul 2: mündliche Prüfung
- Fachmodul 3: Klausur
- Fachmodul 4: Klausur
- Fachmodul 5: Hausarbeit (20-seitig)

5.3.2 Praktische Leistungsnachweise

Zur Sicherstellung der praktischen Weiterbildung und Vorbereitung auf die praktische Abschlussprüfung müssen mindestens 3 benotete praktische Leistungsnachweise erfolgen. Zur Sicherstellung des gleichen Schwierigkeitsniveaus der praktischen Prüfungen sollte ein Kriterienkatalog zur Auswahl der Patientengruppen für Prüfungsleistungen vorhanden sein. Patientengruppen mit entsprechenden Leitsymptomen bieten sich für Prüfungsleistungen an (s. Tab. 6).

Die zu absolvierende Prüfungsleistung besteht dabei in der Ersteinschätzung, Aufnahme, primär- und weiteren Versorgung des Patienten, sowie die Übergabe an weiterbehandelnde Kollegen. Es empfiehlt sich eine Prüfungsdauer von 1,5 Stunden.

5.3.3 Der Prüfungsausschuss

Der Prüfungsausschuss wird im Paragraf 11 der Empfehlung erläutert.

> **§ 11 Prüfungsausschuss für die Abschlussprüfungen**
>
> (1) Zur Ableistung der Abschlussprüfung wird bei der Weiterbildungsstätte ein Prüfungsausschuss gebildet.
>
> (2) Der Prüfungsausschuss besteht aus:
>
> 1. einer Vorsitzenden (bestimmt durch die Leitung der Weiterbildung),

2. der Leitung der Weiterbildung oder deren Stellvertretung,

3. mindestens drei an der Weiterbildung beteiligten Dozenten, davon ein Pfleger mit abgeschlossener Weiterbildung im Fachgebiet Notfallpflege oder Intensiv- und Anästhesiepflege und berufspädagogischer Zusatzqualifikation und

4. mindestens zwei von der Weiterbildungsstätte bestellten pflegerischen Prüfer für die praktische Prüfung, von denen beide die abgeschlossene Weiterbildung Notfallpflege oder Intensiv- und Anästhesiepflege besitzen und eine von beiden die berufspädagogische Zusatzqualifikation besitzt (Fachprüfer).

(3) Für alle Mitglieder des Prüfungsausschusses sind Stellvertreter zu benennen.

(4) Der Prüfungsausschuss entscheidet mit Stimmenmehrheit. Bei Stimmengleichheit gibt die Stimme der Vorsitzenden den Ausschlag.

(5) Die Zusammensetzung des Prüfungsausschusses, wie unter Absatz 2 geregelt, ist der DKG im Einzelfall auf Aufforderung nachzuweisen.

Tab. 6 Beispielhafte Leitsymptome mit möglichen Differenzialdiagnosen

Leitsymptome	Differenzialdiagnosen
abdominelle Schmerzen	■ gastrointestinale Blutung ■ gastrointestinale Infekte ■ Entzündungen im Bauchraum (bspw. Pankreatitis, Appendizitis, Divertikulitis)
Bewusstseinsstörungen	■ Exsikkose ■ Apoplex ■ Intoxikationen ■ Herzrhythmusstörungen ■ Schädel-Hirn-Trauma ■ intrakranielle Blutung ■ Elektrolyt-/Stoffwechselentgleisung
Schmerzen in/an den Extremitäten	■ Frakturen ■ Gefäßverschlüsse ■ Distorsionen/Kontusionen
Brustschmerzen	■ akutes Koronarsyndrom (ACS) ■ Herzinfarkt ■ Lungenarterienembolie ■ Verspannung ■ Pleuritis
Luftnot	■ COPD ■ Asthma (allergisch/exazerbiert) ■ Pneumothorax ■ ACS ■ Herzrhythmusstörungen ■ (dekompensierte) Herzinsuffizienz ■ Pneumonie

5.3.4 Praktische Abschlussprüfung

Die praktische Abschlussprüfung soll in Anwesenheit von 2 Fachprüfern, die beide dem Prüfungsausschuss angehören müssen, absolviert werden. Es empfehlen sich hierzu der Praxisanleiter des Teilnehmers sowie die Weiterbildungsleitung. Es empfiehlt sich weiterhin, sowohl Prüfungsdauer als auch den Kriterienkatalog der praktischen Leistungsnachweise zu übernehmen.

5.3.5 Mündliche Abschlussprüfung

Es empfiehlt sich, die mündliche Abschlussprüfung fallorientiert zu gestalten, wobei die Inhalte der mündlichen Prüfung aus allen Modulen der Weiterbildung entstammen können.

5.4 Empfehlung zur zeitlichen Einteilung der praktischen Einsätze

Die praktische Weiterbildung ist aufgeteilt auf verschiedene Einsatzbereiche.

- **Pflichteinsatzgebiete**
  - mindestens 920 Stunden in einer Notaufnahme, davon mindestens 300 Stunden in einer zentralen oder interdisziplinären Notaufnahme
  - mindestens 260 Stunden Intensivstation
  - mindestens 200 Stunden Anästhesie
  - mindestens 120 Stunden präklinische Notfallversorgung (Rettungsdienst)
- **Wahlpflichteinsatzbereiche**: 300 Stunden sind auf die vorgenannten Einsatzbereiche zu verteilen oder wahlweise auf weitere Bereiche wie z.B.
  - OP
  - Kreißsaal
  - Herzkatheter
  - IMC
  - Psychiatrie
  - Stroke Unit

Der Einsatz in der Notaufnahme kann hierbei direkt erfolgen, genau wie der Einsatz in der Präklinik, da keine vorbereitenden theoretischen Stunden vorgesehen sind.

Der Einsatz auf einer Intensivstation sollte nach Blockwoche 10 erfolgen, da bis zu diesem Zeitpunkt Grundlagen der Hämodynamik und des Monitorings sowie der Beatmung vermittelt wurden.

Der Einsatz in der Anästhesieabteilung sollte nach Blockwoche 15 erfolgen, da hier grundlegende Kenntnisse der Anästhesiepflege vermittelt wurden.

Während in allen Einsatzgebieten eine Praxisanleitung des Teilnehmers von 10% gefordert ist, empfiehlt es sich aufgrund des sektorenübergreifenden Einsatzes in der Präklinik, dass alle 120 Stunden in Anwesenheit eines Praxisanleiters absolviert werden.

5.5 Beispielhafter Rahmenlehrplan

Basismodule (200 h)	
Basismodul 1 (BM 1): Berufliche Grundlagen anwenden (116 h)	**Basismodul 2 (BM 2)**: Entwicklungen initiieren und gestalten (84 h)
BM 1 ME 1: Ethisch denken und handeln (36 h)	**BM 2 ME 1**: Lernen (36 h)
BM 1 ME 2: Theoriegeleitet pflegen (32 h)	**BM 2 ME 2**: Anleitungsprozesse planen und gestalten (16 h)
BM 1 ME 3: Modelle von Gesundheit und Krankheit in die Pflege miteinbeziehen (32 h)	**BM 2 ME 3**: QM-Arbeitsabläufe in komplexen Situationen gestalten (16 h)
BM 1 ME 3: Ökonomisch handeln im Gesundheitswesen (16 h)	**BM 2 ME 4**: In Projekten arbeiten (16 h)

Fachmodule (520 h)				
Fachmodul 1 (F NFP M 1): Patienten in der Notaufnahme ersteinschätzen, aufnehmen und begleiten (130 h)	**Fachmodul 2 (F NFP M 2)**: Patienten in speziellen Pflegesituationen begleiten (120 h)	**Fachmodul 3 (F NFP M 3)**: Patienten mit akuten Diagnosen überwachen und versorgen (98 h)	**Fachmodul 4 (F NFP M 4)**: Patienten mit akuten traumatischen Ereignissen versorgen und überwachen (116 h)	**Fachmodul 5 (F NFP M 5)**: Abläufe in Notaufnahmen strukturieren und organisieren (56 h)
F NFP M 1 ME 1: Den Erstkontakt mit Patienten gestalten (40 h)	**F NFP M 2 ME 1**: Patienten mit thermischen Schäden/Notfällen, Elektro- und Blitzunfällen, Chemie- und Strahlenunfällen in ihrer speziellen Pflegesituation begleiten (16 h)	**F NFP M 3 ME 1**: Patienten mit hämatologisch/onkologischen Syndromen begleiten (14 h)	**F NFP M 4 ME 1**: Patienten mit akuten traumatologischen Ereignissen und/oder bei Herz- und gefäßchirurgischen Notfällen versorgen und überwachen (28 h)	**F NFP M 5 ME 1**: Notaufnahmen organisieren und Prozesse mitgestalten (12 h)
F NFP M 1 ME 2: Die Behandlungsdringlichkeit von Patienten ersteinschätzen und dokumentieren (40 h)	**F NFP M 2 ME 2**: An Demenz erkrankte Patienten in der Notaufnahme versorgen (24 h)	**F NFP M 3 ME 2**: Patienten mit akuten gastroenterologischen und Stoffwechselsyndromen oder Intoxikationen versorgen (24 h)	**F NFP M 4 ME 2**: Patienten mit akuten traumatologischen Ereignissen im Schockraum versorgen und überwachen (40 h)	**F NFP M 5 ME 2**: Rechtliche Grundlagen in der Notfallpflege umsetzen (12 h)

Fachmodule (520 h)				
Fachmodul 1 (F NFP M 1): Patienten in der Notaufnahme ersteinschätzen, aufnehmen und begleiten (130 h)	**Fachmodul 2 (F NFP M 2):** Patienten in speziellen Pflegesituationen begleiten (120 h)	**Fachmodul 3 (F NFP M 3):** Patienten mit akuten Diagnosen überwachen und versorgen (98 h)	**Fachmodul 4 (F NFP M 4):** Patienten mit akuten traumatischen Ereignissen versorgen und überwachen (116 h)	**Fachmodul 5 (F NFP M 5):** Abläufe in Notaufnahmen strukturieren und organisieren (56 h)
F NFP M 1 ME 3: Symptomorientiert handeln in der Notaufnahme (14 h)	**F NFP M 2 ME 3:** Patienten mit Gewalt- und Missbrauchserfahrungen begleiten (12 h)	**F NFP M 3 ME 3:** Patienten mit kardiologischen und/oder pulmologischen Erkrankungen überwachen und versorgen (40 h)	**F NFP M 4 ME 3:** Patienten mit akuten Verletzungen des zentralen Nervensystems in der Notaufnahme überwachen und begleiten (16 h)	**F NFP M 5 ME 3:** Arbeitsschutz und Hygienerichtlinien in der Notaufnahme umsetzen (16 h)
F NFP M 1 ME 4: Patienten mit akuten Syndromen in der Notaufnahme überwachen und folgerichtig handeln (24 h)	**F NFP M 2 ME 4:** Patienten in akuten psychiatrischen und verhaltensbedingten Notfällen überwachen und versorgen (16 h)	**F NFP M 3 ME 4:** Patienten mit neurologischen Erkrankungen überwachen und begleiten (20 h)	**F NFP M 4 ME 4:** Patienten mit Schmerzen in der Notaufnahme überwachen und begleiten (16 h)	**F NFP M 5 ME 4:** Besondere Lagen und Massenanfälle von Verletzten und Erkrankten in der Notaufnahme bewältigen (16 h)
F NFP M 1 ME 5: Als Notfallpflegende agieren und mit Belastungen umgehen (12 h)	**F NFP M 2 ME 5:** Patienten mit akuten gynäkologischen, urologischen und nephrologischen Erkrankungen überwachen und versorgen		**F NFP M 4 ME 5:** Patienten mit akuten Erkrankungen des Hals-, Nasen-, Ohren Bereichs sowie mit akuten ophthalmologischen Erkrankungen überwachen und begleiten	
	F NFP M 2 ME 6: Gerontologische Patienten in der Notaufnahme begleiten			
	F NFP M 2 ME 7: Kinder mit akuten Erkrankungen in der Notaufnahme überwachen und begleiten			

5.5.1 Basismodul 1: Berufliche Grundlagen anwenden (116 h)

BM 1 ME 1: Ethisch denken und handeln (36 h)

- ethische Grundlagen
  - Begriffsklärung Ethik und Moral
  - ethische Konzepte
    - deontologische Ethik
    - teleologische Ethik
  - Abgrenzung von normativer Ethik und angewandter Ethik
  - Medizinethik
    - Handlungsgrundlagen und Grenzen
    - medizintechnischer Fortschritt als ethische Herausforderung
- Macht und Hierarchie
  - Hierarchien in Institutionen
  - Hierarchiestufen
  - Hierarchieverhältnisse Arzt-Pflege-Patient
- Ekel und Scham
  - anthropologische Menschenbilder
  - Umgang mit pflegerischen Grenzsituationen unter ethischen Gesichtspunkten
    - Verwahrlosung/Misshandlung
- Sterben und Tod
  - Begriffsklärung Sterben und Tod
  - Sterbephasen
    - aus medizinischer Sicht
    - aus psychologischer Sicht
  - Umgang mit Sterbenden und deren Angehörigen
    - Handlungsempfehlungen
  - Umgang mit Suizidenten
    - Formen des Suizids
    - prädestinierte Personengruppen
    - Phasen des Suizids
    - Handlungsempfehlungen
  - Sterbehilfe
    - Formen der Sterbehilfe
    - juristische Aspekte
  - Versorgung Verstorbener
  - Patientenverfügung und -testament

BM 1 ME 2: Theoriegeleitet pflegen (32 h)

- Grundlagen wissenschaftlichen Arbeitens
  - Geschichte und Entwicklung der Pflegeforschung
  - Forschungsprozess

    - Literaturrecherche
      - Umgang mit Bibliotheken
      - Umgang mit wissenschaftlichen Datenbanken
    - Wissenschaft und Forschung
      - der Forschungsprozess
      - Forschungsansätze (Methoden des Erkenntnisgewinns)
      - Forschungsfrage (PIKE-Schema)
    - Forschungsdesigns
      - qualitatives Forschungsdesign (Grounded Theory/Phänomenologie)
      - qualitative Forschungsdesigns (Beobachtungsstudien/quasi-experimentelle Studien)
    - Wirksamkeit und Validität
    - deskriptive Statistik
- Evidence based nursing vs. Eminenzbasierte Pflege (best practice)
  - Begriffsklärung externe und interne Evidenz
  - Evidenzklassen
  - Leitlinien
  - Journal Club
- Pflegetheorien/-modelle
  - Orem
  - Juchli
  - Leininger

BM 1 ME 3: Modelle von Gesundheit und Krankheit in die Pflege einbeziehen (32 h)

- Gesundheitsmanagement
  - Begriffsklärung Gesundheit und Krankheit
  - Einflussfaktoren
  - Gesundheitsförderung und Präventionsmaßnahmen
    - primäre, sekundäre, tertiäre Prävention
- Krankheitsmanagement
  - psychologische Aspekte von Krankheit
    - Krankheitsgewinn (primär, sekundär, tertiär)
  - Stressmodelle und Stresstheorien
    - allgemeines Adaptionssyndrom (AAS) nach Selye
    - transaktionales Modell von Lazarus
    - Salutogenese nach Antonovsky
- Umgang mit Krisensituationen
  - Bewältigungsstrategien
    - entwicklungspsychologische Grundlagen
    - Resilienz
  - Burnout
  - posttraumatische Belastungsstörung (PTBS)

BM 1 ME 4: Ökonomisch handeln im Gesundheitswesen (16 h)

- Krankenhausfinanzierung
  - DRG-System
  - Krankenhausfinanzierungsgesetz
  - Krankenhausbedarfsplanung
  - private/gesetzliche Krankenversicherung
  - Controlling
- Krankenhausträger
- Gesundheitsökonomie
  - Kosten-/Nutzenanalyse
  - EDV-Management
- Personalwirtschaft
  - Personalbemessung
  - Leistungserfassung in der Pflege (LEP)
  - hochaufwendige Pflege (PKMS)

5.5.2 Basismodul 2: Entwicklungen initiieren und gestalten (84 h)

BM 2 ME 1: Lernen (36 h)

- Pädagogik und Didaktik des Erwachsenen
  - Lernpsychologie
    - Lernen aus behavioristischer Sicht
    - Lernen aus tiefenpsychologischer Sicht
    - Lernen aus Kognitivismus-Sicht
  - Lerntypen und Lernstrategien
  - Selbstorganisation, Organisationsmanagement, Zeitmanagement
- soziales Lernen
  - soziale Interaktionen
  - themenzentrierte Interaktion (TCI nach Kohn)
- Prüfungen
  - Erstellen/Vorstellen von Präsentationen
  - Erstellen von Haus- oder Facharbeiten
  - Klausurvorbereitung

BM 2 ME 2: Anleitungsprozesse planen und gestalten (16 h)

- Zusammenarbeit mit anderen Berufsgruppen
- Anleitungen
  - Pflegeprozess
  - Formen/Planung/Durchführung/Evaluation
  - Bewertung und Beurteilung
- Konfliktmanagement
  - Begriffsklärung
  - Mobbing
  - Lösungsstrategien

BM 2 ME 3: QM-Arbeitsabläufe in komplexen Situationen gestalten (16 h)

- Managementmodelle
  - Kaizen
  - Lean Management
- Grundlagen des Qualitätsmanagements
  - Zertifizierungen
  - Audit
  - Beschwerdemanagement
  - SOPs
  - Risikomanagement
  - Patientensicherheit

BM 2 ME 4: In Projekten arbeiten (16 h)

- Grundlagen des Projektmanagements
  - Begriffsdefinition
  - Planung von Projekten
  - Chancen und Risiken/Möglichkeiten und Grenzen eines Projekts
  - Plan Do Check Act (PDCA)
  - Skizzierung eines Projektes

5.5.3 Fachmodul 1: Patienten in der Notaufnahme ersteinschätzen, aufnehmen und begleiten (130 h)

F NFP M 1 ME 1: Den Erstkontakt mit Patienten gestalten (40 h)

- Begriffsdefinition Notfall
- Kommunikationspsychologie
  - Sprachentwicklung aus entwicklungspsychologischer Sicht (fast mapping etc.)
  - Watzlawik/Birkenbihl/Schulz von Thun
- Aggression und Gewalt
  - Erklärungsansätze (psychologisch, physiologisch)
  - Aggression als Symptom psychiatrischer Erkrankungen
- Umgang und Rhetorik in kritischen und Krisensituationen
  - Eskalationsstufen
  - spezielle Personengruppen
    - Menschen mit Handicap
    - Trauernde/Hinterbliebene
    - randalierende Patienten
    - Eltern
- deeskalierende Maßnahmen
  - Deeskalationstraining
  - Selbstschutztraining/Selbstschutztechniken

- transkulturelle Pflege
  - Religionen und Kulturen
  - Stereotypen
  - interkulturelle Kompetenz
  - unterschiedliche Verständnisse von Gesundheit und Krankheit
  - Alltagshilfen (bspw. Piktogramme)

F NFP M 1 ME 2: Die Behandlungsdringlichkeit von Patienten ersteinschätzen und dokumentieren (40 h)

- Ersteinschätzung
  - klinische Ersteinschätzungssysteme
    - Manchester Triage System (MTS)
    - Emergency Severity Index (ESI)
  - präklinische Ersteinschätzungssysteme
- Dokumentationssysteme für Notaufnahmeabteilungen
  - Notaufnahmeprotokoll der DIVI
  - E-Care
  - Orbis
  - abrechnungssichere Dokumentation
  - Leistungserfassungssysteme
- ambulante Notfallversorgung als Aufgabe der KV
  - Einheitlicher Bewertungsmaßstab (EBM)
- Differenzierung kostenträgerrelevanter Aspekte
  - Berufsgenossenschaft
  - EU/nicht EU
  - D-Arzt
- hochinfektiöse Patienten
  - Eigen- und Fremdschutzmaßnahmen
  - Hygienestandards
    - Robert Koch-Institut
    - hauseigene Hygienepläne
  - tropische Erkrankungen (Ebola, Cholera, Malaria), Parasiten (Läuse, Scabies), Norovirus, HIV, ESBL, MRGN

F NFP M 1 ME 3: Symptomorientiert handeln in der Notaufnahme (14 h)

- symptomorientiertes Arbeiten
  - Abgrenzung zum diagnoseorientierten Arbeiten
  - exemplarische Leitsymptome mit spezifischen Differenzialdiagnosen
    - Bauchschmerz (Ileus versus Mesenterialischämie)
    - Brustschmerz (akutes Koronarsyndrom versus Lungenembolie)
    - Rückenschmerzen (Discusprolaps versus Lumbalgie)
    - Bewusstseinsveränderung (Azidose versus Alkalose)

        - Dyspnoe (Asthma versus COPD)
        - Extremitätentraumata (Kompartmentsyndrom und Crush-Syndrom)
- diagnostische Verfahren (4 h)
    - Ultraschall (FAST)
    - Röntgen/CT

F NFP M 1 ME 4: Patienten mit akuten Syndromen in der Notaufnahme überwachen und folgerichtig handeln (24 h)

- Standardmonitoring (nicht-invasiv/invasiv)
    - Patientenbeobachtung
        - visuell/akustisch/palpatorisch/auskultativ
    - Vitalparametererfassung und pathologische Veränderungen
        - Blutdruck
        - Pulsoxymetrie und Kapnometrie
        - Herzfrequenz
        - Atemfrequenz
        - Temperatur
        - ZVD
- Bewusstseinskontrolle
    - Bewusstseinsstadien
    - Pupillenkontrolle
    - Assessmentinstrumente
        - AVPU/GCS/RASS
- EKG
    - Physiologie und Pathophysiologie
    - Herzrhythmusstörungen
    - Ableitungen (Fehler, Auswertungen, Störungen)
- Labor
    - Laborparameter
    - Point of Care (BGA, Troponin)
- Notfallmanagement
    - Basic Life Support (BLS)
    - Advanced Life Support (ALS)

F NFP M 1 ME 5: Als Notfallpflegende agieren und mit Belastungen umgehen (12 h)

- Notfallpflege als eigene Profession
    - Geschichte der Notfallpflege
    - Rolle im System der Krankenversorgung
    - Definition Notfallpflege
- das starke Team
    - Crew Resource Management (CRM)
    - Human Factors

- belastende Situationen als Team meistern
  - Präventions- und Interventionsmöglichkeiten
    - psychosoziale Akuthilfe
    - Supervision

5.5.4 Fachmodul 2: Patienten in speziellen Pflegesituationen begleiten (130 Stunden)

F NFP M 2 ME 1: Patienten mit thermischen Schäden/Notfällen, Elektro- und Blitzunfällen, Chemie- und Strahlenunfällen in ihrer speziellen Pflegesituation begleiten (16 h)

- Trauma durch Hitze, Kälte, Elektro- und Blitzunfälle (elektrische Energie)
  - thermische Traumata
    - Epidemiologie
    - Anatomie/Physiologie/Homöostase
  - Verletzungsmuster durch Kälte
  - Verletzungsmuster durch Hitze
  - Verletzungsmuster durch elektrische Energie
- Unfälle mit biologischen, chemischen, nuklearen oder radioaktiven Stoffen (CBNR)
  - Epidemiologie
  - Verletzungsmuster
  - Strahlenkrankheit
  - Sofortmaßnahmen
- Möglichkeit der Selbsthilfegruppen

F NFP M 2 ME 2: An Demenz erkrankte Patienten in der Notaufnahme versorgen (24 h)

- Demenz
  - Pathophysiologie
  - Formen
  - Symptome
  - Therapieansätze
- Assessmentinstrumente
  - MMST, Barthel, DMAS, usw.
- demenzfreundliche Notaufnahme
  - räumliche und organisatorische Gestaltungsmöglichkeiten
  - ambient assisted living (AAL)
  - Sturzprophylaxe
- Polypharmazie/Medikamentenmanagement

F NFP M 2 ME 3: Patienten mit Gewalt- und Missbrauchserfahrungen begleiten (12 h)

- Formen von Gewalt und Missbrauch
  - psychisch/emotional
  - physisch
- Symptome/Anzeichen von Gewalt und Missbrauch
- strafrechtliche Grundlagen
  - Sicherung und Umgang mit Beweisen
- Unterstützungssysteme
  - Hilfsorganisationen/Selbsthilfegruppen
  - staatliche Institutionen (Sozialdienst, Jugendamt, usw.)

F NFP M 2 ME 4: Patienten mit psychiatrischen und verhaltensbedingten Notfällen überwachen und versorgen (16 h)

- psychiatrische Symptome
  - Bewusstseinsstörungen (qualitativ, quantitativ)
  - Orientierungsstörungen
  - Gedächtnis- und Aufmerksamkeitsstörungen
  - Wahrnehmungsstörungen und Sinnestäuschungen (Halluzination, Illusion)
  - Denkstörungen (inhaltliche, formale)
  - affektive Störungen
- häufige psychiatrische Notfälle
  - akute Psychose
  - akute psychosoziale Krise
  - Komplikationen bei Anorexie und Bulimie
  - Angst- und Panikattacken (inkl. Hyperventilation)
  - psychomotorische Störungen
- selbstverletzendes Verhalten
  - Abgrenzung Borderline-Persönlichkeitsstörung und Suizidalität
- Depressionen
- Drogen-, Medikamenten- und Alkoholmissbrauch
  - Entzugssymptomatik
  - Verwirrtheit und Delir
- rechtliche Grundlagen
  - freiheitsentziehende Maßnahmen
    - Formen
    - Unterbringung/Freiheitsentziehung/unterbringungsähnliche Maßnahmen
- psychosoziale Unterstützungsmöglichkeiten

F NFP M 2 ME 5: Patienten mit gynäkologischen, urologischen und nephrologischen Erkrankungen überwachen und versorgen (16 h)

- gynäkologische und geburtshilfliche Notfälle
  - entzündliche und infektiöse Erkrankungen
    - Mastitis/entzündliche Beckenerkrankung/Vulvovaginitis
  - geburtshilfliche Notfälle
    - vorzeitige Plazentalösung/Placenta praevia/notfallmäßige Entbindung
    - Eklampsie/HELLP-Syndrom
    - Extrauteringravidität/Hyperemesis gravidarum
    - Nachgeburtsblutung
  - vaskuläre Erkrankungen
    - Ischämie und Blutung (vaginale Blutung)
- nephrologische (renale) und urologische Notfälle
  - entzündliche und infektiöse Erkrankungen
    - Epididymitis
    - Glomerulonephritis/Pyelonephritis
    - Prostatitis
    - Geschlechtskrankheiten
    - Harnwegsinfektionen
    - akutes Nierenversagen/nephrotisches Syndrom/Nephrolithiasis/Urämie
  - Verletzungen und damit verbundene Probleme
    - Harnverhaltung
    - Hodentorsion
  - Begleiterkrankungen bei dialysepflichtigen und nierentransplantierten Patienten
    - Komplikationen bei urologischen Maßnahmen
    - hämolytisch-urämisches Syndrom

F NFP M 2 ME 6: Gerontologische Patienten in der Notaufnahme begleiten (16 h)

- Spezifität des älteren Menschen
  - Veränderungen der kognitiven Leistungen im höheren Lebensalter
  - Veränderungen der psychischen Funktionen und der Persönlichkeit im Alter
  - psychische Verarbeitung von Schmerzen im Alter
  - Aufgaben der Psychologie im Rahmen der geriatrischen Notfallversorgung
  - psychometrische Diagnostik
- geriatrische Assessments/GeriQ
- Gerontopsychiatrie
- Palliativmedizin/Palliativpflege/Ethik

- geriatrische Notfälle
  - diabetische Entgleisung
  - Elektrolytentgleisung
  - Verwahrlosung (inkl. parasitäre Besiedlung)
  - Trauma

F NFP M 2 ME 7: Kinder mit akuten Erkrankungen in der Notaufnahme überwachen und begleiten (20 h)

- somatische Besonderheiten
- psychologische Aspekte
  - altersgerechte Kommunikation
  - Umgang mit Eltern
  - Grundlagen der Entwicklungspsychologie
- pädiatrische Diagnoseverfahren/Assessmentinstrumente
- pharmakologische Aspekte/Impfungen
- pädiatrische Notfälle
  - Kinderkrankheiten
    - Masern/Mumps/Röteln/Windpocken/Scharlach
  - Reanimation (PALS)
  - respiratorische Notfälle
    - Aspiration Fremdkörper
    - Pseudokrupp/Krupp-Syndrom
  - Verbrennungen
  - Krampfanfall/Fieberkrampf
  - Waterhouse-Friderichsen-Syndrom
  - Invagination
- das polytraumatisierte Kind
  - pädiatrische Schockraumausstattung
  - Besonderheiten bei der Versorgung

5.5.5 Fachmodul 3: Patienten mit akuten Diagnosen überwachen und versorgen

F NFP M 3 ME 1: Patienten mit hämatologischen/onkologischen Syndromen begleiten (14 h)

- Anatomie und Physiologie
  - Blutbildung
  - Gerinnung
  - Abwehr
- onkologische/hämatologische Erkrankungen
  - Anämien
  - Komplikationen bei Lymphomen und Leukämien

    - angeborene hämatologische Erkrankungen
        - Hämophilien und Willebrand-Jürgens-Syndrom
        - erbliche hämolytische Anämien
        - Sichelzellenanämie
    - entzündliche und infektiöse Erkrankungen
        - neutropenisches Fieber
        - Infektionen bei immungeschwächten Patienten
- Gerinnungsstörungen
    - erworbene
    - idiopathische
    - traumaassoziiert/DIC
- Blutprodukte/Transfusionsreaktionen
- Versorgungsstrukturen und psychosoziale Unterstützung

F NFP M 3 ME 2: Patienten mit akuten gastroenterologischen und Stoffwechselsyndromen oder Intoxikationen versorgen (24 h)

- Anatomie und Physiologie
    - Ösophagus
    - Magen
    - Pankreas
    - Leber/Galle
    - Dünn- und Dickdarm
- diagnostische und therapeutische Interventionsmöglichkeiten
    - endoskopische Spiegelungen
    - ERCP
    - PEG
    - nasale/orale Sonden
    - Spülungen/Antidots
- Erkrankungen des Ösophagus
    - Varizen
    - gastroösophageale Refluxkrankheit
- Erkrankungen des Magens
    - Gastritis
    - Gastroenteritis
    - peptisches Ulkus
- Erkrankungen des Pankreas
    - Diabetes mellitus
    - Pankreatitis
- Erkrankungen der Leber/Galle
    - Hepatitis
    - Cholezystitis
    - Cholangitis
    - Leberversagen

- Erkrankungen des Dünn- und Dickdarms
  - Appendizitis
  - Divertikulitis
  - Peritonitis
- Intoxikationen
  - Umwelttoxine (Tiere/Pflanzen)
  - Medikamente als Giftstoffe
  - Drogenmissbrauch
  - Giftstoffe zu Hause und am Arbeitsplatz
    - toxische Alkohole
    - Kohlenmonoxid
- verletzungsbedingte und mechanische Probleme
  - Fremdkörper
  - Hernienstrangulation
  - Darmverengung/Darmverschluss
- vaskuläre Erkrankungen
  - Ischämie und Blutung
  - obere und untere gastrointestinale Blutung
  - Mesenterialischämie

F NFP M 3 ME 3: Patienten mit akuten kardiologischen und/oder pulmonologischen Erkrankungen überwachen und versorgen (40 h)

- Anatomie und Physiologie des Atmungs- und Herzkreislaufsystems
- diagnostische und therapeutische Interventionsmöglichkeiten
  - Atemwegsmanagement
  - Beatmungsstrategien
    - Intubation
    - Prä-Oxygenierung
    - NIV
    - maschinelle Beatmungsmöglichkeiten
  - Atemwegshilfen
    - Cuff
    - Extra-, intra-, supraglottische Atemwegshilfen
    - Maske
  - atemerleichternde Stellungen/Positionen
  - endoskopische Verfahren
  - Inhalationstherapie
  - Assist Divices
    - Schrittmacher/VAD
    - ECMO
- pulmonologische Erkrankungen
  - angeborene Erkrankungen
    - Mukoviszidose

    - entzündliche und infektiöse Erkrankungen
        - Asthma
        - Bronchitis/Bronchiolitis/Pneumonie
        - Empyem
        - Exazerbation
        - Lungenabszess
        - Pleuritis
        - Pleuraerguss
        - Tuberkulose
    - vaskuläre Erkrankungen
        - Lungenembolie
    - weitere Erkrankungen
        - Atelektasen
        - ARDS
- kardiovaskuläre Erkrankungen
    - Arrhythmien
    - Kontraktilitätsstörungen/Pumpversagen
        - Kardiomyopathien
        - chr. Herzinsuffizienz
        - akutes Lungenödem
        - Perikardtamponade
    - entzündliche und infektiöse Herzerkrankungen
        - Endokarditis
        - Myokarditis
        - Perikarditis
    - ischämische Herzerkrankung/akutes Koronarsyndrom
        - Myokardinfarkt
        - stabile Angina pectoris
    - vaskuläre und thromboembolische Erkrankungen
        - Aortendissektion/Aneurysmaruptur
        - tiefe Venenthrombose
        - hypertensive Notfälle
        - arterielle Verschlusskrankheit
        - Thrombophlebitis
        - Lungenembolie
        - pulmonale Hypertonie
- pflegerische Schwerpunkte
    - Krankenbeobachtung/Beobachtungsschwerpunkte
    - Überwachung
    - psychosoziale Unterstützungsmöglichkeiten

F NFP M 3 ME 4: Patienten mit neurologischen Erkrankungen überwachen und begleiten (20 h)

- entzündliche und infektiöse Erkrankungen
  - Hirnabszess
  - Enzephalitis
  - Guillain-Barré-Syndrom
  - Meningitis
  - periphere Fazialislähmung (Bell-Lähmung)
- Kopfschmerz (primäre/sekundäre)
- vaskuläre Erkrankungen/Ischämie und Blutung
  - Dissektion der Arteria carotis
  - Hirninfarkt/transitorische ischämische Attacke
- akute Komplikationen chronischer neurologischer Zustände
  - myasthenische Krise
  - Multiple Sklerose
  - akute periphere Neuropathien
  - Krampfanfälle und Status epilepticus
- pflegerische Schwerpunkte
  - Assessmentinstrumente
  - pflegerische (neurologische) Konzepte (Bobath)
  - Krankenbeobachtung/Beobachtungsschwerpunkte
  - Überwachung
  - psychosoziale Unterstützungsmöglichkeiten

5.5.6 Fachmodul 4: Patienten mit akuten traumatologischen Ereignissen versorgen und überwachen

F NPF M 4 ME 1: Patienten mit akuten traumatologischen Ereignissen und/oder bei herz- und gefäßchirurgischen Notfällen versorgen und überwachen (28 h)

- Verletzungen am Thorax und Abdomen und damit verbundene Probleme
  - Pathophysiologie
  - Unfallmechanismus (stumpf/penetrierend)
  - Hämatothorax/Spannungspneumothorax/Mediastinalemphysem/akute Lungenverletzung/Spontanpneumothorax/Herzbeuteltamponade
- gefäßchirurgische Verletzungen
  - Amputationen/Gefäßabrisse/Aneurysma/Dissektionen
- spezifische Versorgung von Wunden, Frakturen, Luxationen, Distorsionen, Amputationen
  - Lagerung und Schienen/Verbände/Tapen/Rucksackverband/Gilchrist-Verband/Blount-Verband/Extensionen/Repositionen/Gipsen/Tourniquet
- Thoraxdrainagen

F NPF M 4 ME 2: Patienten mit akuten traumatologischen Ereignissen im Schockraum versorgen und überwachen (40 h)

- prähospitales Traumamanagement (PHTLS)
  - Einführung/Begrifflichkeit (PHTLS)/Historie/Traumaprävention/Kinematik (Physik)/allgemeine Prinzipien/Mechanismen
  - PHTLS-Prinzipien
- klinisches Traumamanagement/Schockraumtraining/strukturierte Polytraumaversorgung
  - (kritischer) Umgang mit Leitlinien
- standardisierte Übergabe
  - ABCDE
  - primary/secondary survey
- anästhesiologische Grundlagen
  - Inhalationsanästhetika
  - intravenöse Anästhetika (Opioide und Sedativa, Muskelrelaxanzien)
  - Peridural-/Spinalanästhesie
  - Überwachung Atmung, Herz-Kreislauf

F NPF M 4 ME 3: Patienten mit akuten Verletzungen des zentralen Nervensystems in der Notaufnahme überwachen und begleiten (16 h)

- traumatische Verletzungen des ZNS und damit verbundene Probleme
  - Rückenmarksyndrome/Rückenmarksläsionen
  - Distorsionen und Frakturen von Wirbelsäulenabschnitten
  - periphere Nervenverletzung und Nervenkompression
  - Schädel-Hirn-Trauma
- hämorrhagische Ereignisse
  - Subarachnoidalblutung
  - subdurale, epidurale und extradurale Hämatome
- spezifische Symptomatiken
  - Querschnittlähmung
  - spinaler und neurogener Schock
  - Einklemmungserscheinungen

F NPF M 4 ME 4: Patienten mit Schmerzen in der Notaufnahme überwachen und begleiten (16 h)

- Schmerzphysiologie/Schmerzpathologie
  - Gate-Control-Theorie
- Schmerzassessment
- Möglichkeiten der Schmerztherapie
  - Pharmakologie (Opioide, NSAR, etc.)
  - nicht-medikamentöse Therapie (Wärme, Kälte, Atmung, etc)
  - Umgang mit suchtmittelerkrankten Patienten

F NPF M 4 ME 5: Patienten mit akuten Erkrankungen des Hals-Nasen-Ohrenbereichs sowie mit akuten ophthalmologischen Erkrankungen überwachen und begleiten (16 h)

- akute Erkrankungen des Hals-, Nasen-, Ohren- und Mundbereiches
  - Blutungen
  - Komplikationen durch Tumore
  - Fremdkörper
  - entzündliche und infektiöse Erkrankungen
    - Angioödem/Epiglottitis/Laryngitis/Paratonsillarabszess
- akute ophthalmologische Erkrankungen
  - vaskuläre Erkrankungen (Ischämie und Blutungen)
  - entzündliche und infektiöse Erkrankungen
    - Orbitalphlegmone/Iritis/Konjunktivitis/Keratitis
  - traumatische Augenverletzungen/Fremdkörper
  - Glaukom/Netzhautablösung

5.5.7 Fachmodul 5: Abläufe in Notaufnahmen strukturieren und organisieren (56 h)

F NPF M 5 ME 1: Notaufnahmeabteilungen organisieren und Prozesse mitgestalten (12 h)

- Struktur der Notfallversorgung in Deutschland
  - Begriffsdefinitionen (Notfall/Rettungskette/Laienhilfe/Telemedizin/Notfallmedizin)
  - Organisationsstrukturen (dezentral/zentral/interdisziplinär)
- architektonische Besonderheiten
  - Anforderungen/Ausstattungen/Logistik
- Schnittstellenmanagement
  - innerklinisch
    - Stationen
    - Funktionsbereiche
  - präklinisch
    - Leitstellen
    - Rettungsdienst/Sanitätsdienst
- Warteraummanagement
  - Konzeption
  - Gamification/Serious Gaming
  - Beschwerdemanagement

F NPF M 5 ME 2: Rechtliche Grundlagen in der Notfallpflege umsetzen (12 h)

- sozialrechtliche Grundlagen im Setting Notaufnahme
  - gesetzliche und private Krankenversicherung
  - Heil- und Hilfsmittel

  - Aufklärungs- und Dokumentationspflicht
  - Behandlungspflicht
- zivilrechtliche Grundlagen im Setting Notaufnahme
  - Vertrags- und Haftungsrecht
    - Geschäftsfähigkeit
    - Krankenhausvertrag/Behandlungsvertrag
    - Geschäftsführung ohne Auftrag/Recht auf Unvernunft
    - vertragliche und deliktische Haftung
    - Beweislast/Beweislastumkehr
    - erzwingbare Eingriffe
  - Familienrecht
    - elterliche Sorge
    - Vormundschaft
    - Pflegschaft
  - Betreuungsrecht
    - Notwendigkeit
    - Bereiche
    - Aufgaben und Pflichten
  - rechtssicherer Umgang mit Vollmachten und Verfügungen
- strafrechtliche Grundlagen im Setting Notaufnahme
  - Begehungs- und Unterlassungsdelikte (inkl. Formen)
  - Strafformen

F NPF M 5 ME 3: Arbeitsschutz und Hygienerichtlinien in der Notaufnahme umsetzen (16 h)

- Organisation des Arbeitsschutzes
  - gesetzliche Grundlagen
  - Unfallverhütungsvorschriften
  - technische Regeln für biologische Arbeitsstoffe (TBRA)
  - Biostoffversorgung
- Arbeitsunfälle
  - Verhaltensregeln
  - Stichverletzungen
  - D-Arzt-Protokolle
- Gefahrenstoffe
  - Schutzausrüstung
  - Entsorgung/Vorgehen bei Kontamination
- medizinische Gase
  - Umgang und Lagerung
- Infektionsschutz
  - mikrobiologische Grundlagen
    - Viren/Bakterien/Protozoen
  - gesetzliche Grundlagen
    - Infektionsschutzgesetz/Meldepflicht

F NPF M 5 ME 4: Besondere Lagen und Massenanfälle von Verletzen und Erkrankten in der Notaufnahme bewältigen (16 h)

- Katastrophenmanagement auf Bundes- und auf Landesebene (4 h)
  - Begriffsklärung
  - rechtliche Grundlagen
  - Verantwortlichkeiten
  - Katastrophenpläne
- Massenanfall
  - von Verletzten (MANV)
    - Triage
    - Dokumentation
  - von Infizierten (MANI)
- terroristische Gefahrenlagen
  - Massenvernichtungswaffen
    - CBRN
  - Explosionsverletzungen
    - Pathophysiologie
    - Verletzungsmuster
  - Überrolltrauma

5.6 Beispielhafter Blockwochenplan

Die Inhalte der DKG-Empfehlung sind durch den beschriebenen Stundenplan abgedeckt. Eingeplante Mehrzeiten können für Kursorganisation, oder zur Kompensation von Ausfällen genutzt werden.

1. Blockwoche				
Montag	Dienstag	Mittwoch	Donnerstag	Freitag
Einführung und Organisation	**BM 1**: Berufliche Grundlagen anwenden **ME 2**: Theoriegeleitet pflegen	**BM 1**: Berufliche Grundlagen anwenden **ME 2**: Theoriegeleitet pflegen	**BM 1**: Berufliche Grundlagen anwenden **ME 2**: Theoriegeleitet pflegen	**BM 1**: Berufliche Grundlagen anwenden **ME 2**: Theoriegeleitet pflegen
Einführung und Organisation	**BM 1**: Berufliche Grundlagen anwenden **ME 2**: Theoriegeleitet pflegen	**BM 1**: Berufliche Grundlagen anwenden **ME 2**: Theoriegeleitet pflegen	**BM 1**: Berufliche Grundlagen anwenden **ME 2**: Theoriegeleitet pflegen	**BM 1**: Berufliche Grundlagen anwenden **ME 2**: Theoriegeleitet pflegen
Einführung und Organisation	**BM 1**: Berufliche Grundlagen anwenden **ME 2**: Theoriegeleitet pflegen	**BM 1**: Berufliche Grundlagen anwenden **ME 2**: Theoriegeleitet pflegen	**BM 1**: Berufliche Grundlagen anwenden **ME 2**: Theoriegeleitet pflegen	**BM 1**: Berufliche Grundlagen anwenden **ME 2**: Theoriegeleitet pflegen
FM 1: Patienten in der Notaufnahme ersteinschätzen, aufnahmen und begleiten **ME 5**: Als Notfallpflegende agieren und mit Belastungen umgehen	**BM 1**: Berufliche Grundlagen anwenden **ME 2**: Theoriegeleitet pflegen	**BM 1**: Berufliche Grundlagen anwenden **ME 2**: Theoriegeleitet pflegen	**BM 1**: Berufliche Grundlagen anwenden **ME 2**: Theoriegeleitet pflegen	**BM 1**: Berufliche Grundlagen anwenden **ME 2**: Theoriegeleitet pflegen

2. Blockwoche				
Montag	Dienstag	Mittwoch	Donnerstag	Freitag
BM 2: Entwicklungen initiieren und gestalten **ME 1**: Lernen	**BM 2**: Entwicklungen initiieren und gestalten **ME 1**: Lernen	**BM 2**: Entwicklungen initiieren und gestalten **ME 1**: Lernen	**BM 2**: Entwicklungen initiieren und gestalten **ME 2**: Anleitungsprozesse planen und gestalten	**BM 2**: Entwicklungen initiieren und gestalten **ME 2**: Anleitungsprozesse planen und gestalten
BM 2: Entwicklungen initiieren und gestalten **ME 1**: Lernen	**BM 2**: Entwicklungen initiieren und gestalten **ME 1**: Lernen	**BM 2**: Entwicklungen initiieren und gestalten **ME 1**: Lernen	**BM 2**: Entwicklungen initiieren und gestalten **ME 2**: Anleitungsprozesse planen und gestalten	**BM 2**: Entwicklungen initiieren und gestalten **ME 2**: Anleitungsprozesse planen und gestalten
BM 2: Entwicklungen initiieren und gestalten **ME 1**: Lernen	**BM 2**: Entwicklungen initiieren und gestalten **ME 1**: Lernen	**BM 2**: Entwicklungen initiieren und gestalten **ME 1**: Lernen	**BM 2**: Entwicklungen initiieren und gestalten **ME 2**: Anleitungsprozesse planen und gestalten	**BM 2**: Entwicklungen initiieren und gestalten **ME 2**: Anleitungsprozesse planen und gestalten
BM 2: Entwicklungen initiieren und gestalten **ME 1**: Lernen	**BM 2**: Entwicklungen initiieren und gestalten **ME 1**: Lernen	**BM 2**: Entwicklungen initiieren und gestalten **ME 1**: Lernen	**BM 2**: Entwicklungen initiieren und gestalten **ME 2**: Anleitungsprozesse planen und gestalten	**BM 2**: Entwicklungen initiieren und gestalten **ME 2**: Anleitungsprozesse planen und gestalten

3. Blockwoche				
Montag	Dienstag	Mittwoch	Donnerstag	Freitag
BM 2: Entwicklungen initiieren und gestalten **ME 3**: QM-Arbeitsabläufe in komplexen Situationen gestalten	**BM 2**: Entwicklungen initiieren und gestalten **ME 3**: QM-Arbeitsabläufe in komplexen Situationen gestalten	**BM 2**: Entwicklungen initiieren und gestalten **ME 4**: In Projekten Arbeiten	**BM 2**: Entwicklungen initiieren und gestalten **ME 4**: In Projekten Arbeiten	**BM 1**: Berufliche Grundlagen anwenden **ME 1**: Ethisch denken und handeln
BM 2: Entwicklungen initiieren und gestalten **ME 3**: QM-Arbeitsabläufe in komplexen Situationen gestalten	**BM 2**: Entwicklungen initiieren und gestalten **ME 3**: QM-Arbeitsabläufe in komplexen Situationen gestalten	**BM 2**: Entwicklungen initiieren und gestalten **ME 4**: In Projekten Arbeiten	**BM 2**: Entwicklungen initiieren und gestalten **ME 4**: In Projekten Arbeiten	**BM 1**: Berufliche Grundlagen anwenden **ME 1**: Ethisch denken und handeln
BM 2: Entwicklungen initiieren und gestalten **ME 3**: QM-Arbeitsabläufe in komplexen Situationen gestalten	**BM 2**: Entwicklungen initiieren und gestalten **ME 3**: QM-Arbeitsabläufe in komplexen Situationen gestalten	**BM 2**: Entwicklungen initiieren und gestalten **ME 4**: In Projekten Arbeiten	**BM 2**: Entwicklungen initiieren und gestalten **ME 4**: In Projekten Arbeiten	**BM 2**: Entwicklungen initiieren und gestalten **ME 1**: Lernen
BM 2: Entwicklungen initiieren und gestalten **ME 3**: QM-Arbeitsabläufe in komplexen Situationen gestalten	**BM 2**: Entwicklungen initiieren und gestalten **ME 3**: QM-Arbeitsabläufe in komplexen Situationen gestalten	**BM 2**: Entwicklungen initiieren und gestalten **ME 4**: In Projekten Arbeiten	**BM 2**: Entwicklungen initiieren und gestalten **ME 4**: In Projekten Arbeiten	**BM 2**: Entwicklungen initiieren und gestalten **ME 1**: Lernen

4. Blockwoche

Montag	Dienstag	Mittwoch	Donnerstag	Freitag
BM 2: Entwicklungen initiieren und gestalten **ME 1**: Lernen **Prüfung**	**BM 1**: Berufliche Grundlagen anwenden **ME 1**: Ethisch denken und handeln	**BM 1**: Berufliche Grundlagen anwenden **ME 1**: Ethisch denken und handeln	**BM 1**: Berufliche Grundlagen anwenden **ME 1**: Ethisch denken und handeln	**BM 1**: Berufliche Grundlagen anwenden **ME 1**: Ethisch denken und handeln
BM 2: Entwicklungen initiieren und gestalten **ME 1**: Lernen **Prüfung**	**BM 1**: Berufliche Grundlagen anwenden **ME 1**: Ethisch denken und handeln	**BM 1**: Berufliche Grundlagen anwenden **ME 1**: Ethisch denken und handeln	**BM 1**: Berufliche Grundlagen anwenden **ME 1**: Ethisch denken und handeln	**BM 1**: Berufliche Grundlagen anwenden **ME 1**: Ethisch denken und handeln
BM 2: Entwicklungen initiieren und gestalten **ME 1**: Lernen **Prüfung**	**BM 1**: Berufliche Grundlagen anwenden **ME 1**: Ethisch denken und handeln	**BM 1**: Berufliche Grundlagen anwenden **ME 1**: Ethisch denken und handeln	**BM 1**: Berufliche Grundlagen anwenden **ME 1**: Ethisch denken und handeln	**BM 1**: Berufliche Grundlagen anwenden **ME 1**: Ethisch denken und handeln
BM 2: Entwicklungen initiieren und gestalten **ME 1**: Lernen **Prüfung**	**BM 1**: Berufliche Grundlagen anwenden **ME 1**: Ethisch denken und handeln	**BM 1**: Berufliche Grundlagen anwenden **ME 1**: Ethisch denken und handeln	**BM 1**: Berufliche Grundlagen anwenden **ME 1**: Ethisch denken und handeln	**BM 1**: Berufliche Grundlagen anwenden **ME 1**: Ethisch denken und handeln

5. Blockwoche				
Montag	Dienstag	Mittwoch	Donnerstag	Freitag
BM 1: Berufliche Grundlagen anwenden **ME 3**: Modelle von Gesundheit und Krankheit in die Pflege einbeziehen	**BM 1**: Berufliche Grundlagen anwenden **ME 3**: Modelle von Gesundheit und Krankheit in die Pflege einbeziehen	**BM 1**: Berufliche Grundlagen anwenden **ME 3**: Modelle von Gesundheit und Krankheit in die Pflege einbeziehen	**BM 1**: Berufliche Grundlagen anwenden **ME 3**: Modelle von Gesundheit und Krankheit in die Pflege einbeziehen	**BM 1**: Berufliche Grundlagen anwenden **ME 4**: Ökonomisch handeln im Gesundheitswesen
BM 1: Berufliche Grundlagen anwenden **ME 3**: Modelle von Gesundheit und Krankheit in die Pflege einbeziehen	**BM 1**: Berufliche Grundlagen anwenden **ME 3**: Modelle von Gesundheit und Krankheit in die Pflege einbeziehen	**BM 1**: Berufliche Grundlagen anwenden **ME 3**: Modelle von Gesundheit und Krankheit in die Pflege einbeziehen	**BM 1**: Berufliche Grundlagen anwenden **ME 3**: Modelle von Gesundheit und Krankheit in die Pflege einbeziehen	**BM 1**: Berufliche Grundlagen anwenden **ME 4**: Ökonomisch handeln im Gesundheitswesen
BM 1: Berufliche Grundlagen anwenden **ME 3**: Modelle von Gesundheit und Krankheit in die Pflege einbeziehen	**BM 1**: Berufliche Grundlagen anwenden **ME 3**: Modelle von Gesundheit und Krankheit in die Pflege einbeziehen	**BM 1**: Berufliche Grundlagen anwenden **ME 3**: Modelle von Gesundheit und Krankheit in die Pflege einbeziehen	**BM 1**: Berufliche Grundlagen anwenden **ME 3**: Modelle von Gesundheit und Krankheit in die Pflege einbeziehen	**BM 1**: Berufliche Grundlagen anwenden **ME 4**: Ökonomisch handeln im Gesundheitswesen
BM 1: Berufliche Grundlagen anwenden **ME 3**: Modelle von Gesundheit und Krankheit in die Pflege einbeziehen	**BM 1**: Berufliche Grundlagen anwenden **ME 3**: Modelle von Gesundheit und Krankheit in die Pflege einbeziehen	**BM 1**: Berufliche Grundlagen anwenden **ME 3**: Modelle von Gesundheit und Krankheit in die Pflege einbeziehen	**BM 1**: Berufliche Grundlagen anwenden **ME 3**: Modelle von Gesundheit und Krankheit in die Pflege einbeziehen	**BM 1**: Berufliche Grundlagen anwenden **ME 4**: Ökonomisch handeln im Gesundheitswesen

6. Blockwoche				
Montag	Dienstag	Mittwoch	Donnerstag	Freitag
BM 1: Berufliche Grundlagen anwenden **ME 4**: Ökonomisch handeln im Gesundheitswesen	**FM 1**: Patienten in der Notaufnahme ersteinschätzen, aufnahmen und begleiten **ME 2**: Die Behandlungsdringlichkeit von Patienten ersteinschätzen und dokumentieren	**FM 1**: Patienten in der Notaufnahme ersteinschätzen, aufnahmen und begleiten **ME 2**: Die Behandlungsdringlichkeit von Patienten ersteinschätzen und dokumentieren	**FM 1**: Patienten in der Notaufnahme ersteinschätzen, aufnahmen und begleiten **ME 2**: Die Behandlungsdringlichkeit von Patienten ersteinschätzen und dokumentieren	**FM 1**: Patienten in der Notaufnahme ersteinschätzen, aufnahmen und begleiten **ME 2**: Die Behandlungsdringlichkeit von Patienten ersteinschätzen und dokumentieren
BM 1: Berufliche Grundlagen anwenden **ME 4**: Ökonomisch handeln im Gesundheitswesen	**FM 1**: Patienten in der Notaufnahme ersteinschätzen, aufnahmen und begleiten **ME 2**: Die Behandlungsdringlichkeit von Patienten ersteinschätzen und dokumentieren	**FM 1**: Patienten in der Notaufnahme ersteinschätzen, aufnahmen und begleiten **ME 2**: Die Behandlungsdringlichkeit von Patienten ersteinschätzen und dokumentieren	**FM 1**: Patienten in der Notaufnahme ersteinschätzen, aufnahmen und begleiten **ME 2**: Die Behandlungsdringlichkeit von Patienten ersteinschätzen und dokumentieren	**FM 1**: Patienten in der Notaufnahme ersteinschätzen, aufnahmen und begleiten **ME 2**: Die Behandlungsdringlichkeit von Patienten ersteinschätzen und dokumentieren
BM 1: Berufliche Grundlagen anwenden **ME 4**: Ökonomisch handeln im Gesundheitswesen	**FM 1**: Patienten in der Notaufnahme ersteinschätzen, aufnahmen und begleiten **ME 2**: Die Behandlungsdringlichkeit von Patienten ersteinschätzen und dokumentieren	**FM 1**: Patienten in der Notaufnahme ersteinschätzen, aufnahmen und begleiten **ME 2**: Die Behandlungsdringlichkeit von Patienten ersteinschätzen und dokumentieren	**FM 1**: Patienten in der Notaufnahme ersteinschätzen, aufnahmen und begleiten **ME 2**: Die Behandlungsdringlichkeit von Patienten ersteinschätzen und dokumentieren	**FM 1**: Patienten in der Notaufnahme ersteinschätzen, aufnahmen und begleiten **ME 2**: Die Behandlungsdringlichkeit von Patienten ersteinschätzen und dokumentieren
BM 1: Berufliche Grundlagen anwenden **ME 4**: Ökonomisch handeln im Gesundheitswesen	**FM 1**: Patienten in der Notaufnahme ersteinschätzen, aufnahmen und begleiten **ME 2**: Die Behandlungsdringlichkeit von Patienten ersteinschätzen und dokumentieren	**FM 1**: Patienten in der Notaufnahme ersteinschätzen, aufnahmen und begleiten **ME 2**: Die Behandlungsdringlichkeit von Patienten ersteinschätzen und dokumentieren	**FM 1**: Patienten in der Notaufnahme ersteinschätzen, aufnahmen und begleiten **ME 2**: Die Behandlungsdringlichkeit von Patienten ersteinschätzen und dokumentieren	**FM 1**: Patienten in der Notaufnahme ersteinschätzen, aufnahmen und begleiten **ME 2**: Die Behandlungsdringlichkeit von Patienten ersteinschätzen und dokumentieren

7. Blockwoche				
Montag	Dienstag	Mittwoch	Donnerstag	Freitag
FM 1: Patienten in der Notaufnahme ersteinschätzen, aufnahmen und begleiten **ME 1**: Den Erstkontakt mit Patienten gestalten	**FM 1**: Patienten in der Notaufnahme ersteinschätzen, aufnahmen und begleiten **ME 1**: Den Erstkontakt mit Patienten gestalten	**FM 1**: Patienten in der Notaufnahme ersteinschätzen, aufnahmen und begleiten **ME 1**: Den Erstkontakt mit Patienten gestalten	**FM 1**: Patienten in der Notaufnahme ersteinschätzen, aufnahmen und begleiten **ME 1**: Den Erstkontakt mit Patienten gestalten	**FM 1**: Patienten in der Notaufnahme ersteinschätzen, aufnahmen und begleiten **ME 1**: Den Erstkontakt mit Patienten gestalten
FM 1: Patienten in der Notaufnahme ersteinschätzen, aufnahmen und begleiten **ME 1**: Den Erstkontakt mit Patienten gestalten	**FM 1**: Patienten in der Notaufnahme ersteinschätzen, aufnahmen und begleiten **ME 1**: Den Erstkontakt mit Patienten gestalten	**FM 1**: Patienten in der Notaufnahme ersteinschätzen, aufnahmen und begleiten **ME 1**: Den Erstkontakt mit Patienten gestalten	**FM 1**: Patienten in der Notaufnahme ersteinschätzen, aufnahmen und begleiten **ME 1**: Den Erstkontakt mit Patienten gestalten	**FM 1**: Patienten in der Notaufnahme ersteinschätzen, aufnahmen und begleiten **ME 1**: Den Erstkontakt mit Patienten gestalten
FM 1: Patienten in der Notaufnahme ersteinschätzen, aufnahmen und begleiten **ME 1**: Den Erstkontakt mit Patienten gestalten	**FM 1**: Patienten in der Notaufnahme ersteinschätzen, aufnahmen und begleiten **ME 1**: Den Erstkontakt mit Patienten gestalten	**FM 1**: Patienten in der Notaufnahme ersteinschätzen, aufnahmen und begleiten **ME 1**: Den Erstkontakt mit Patienten gestalten	**FM 1**: Patienten in der Notaufnahme ersteinschätzen, aufnahmen und begleiten **ME 1**: Den Erstkontakt mit Patienten gestalten	**FM 1**: Patienten in der Notaufnahme ersteinschätzen, aufnahmen und begleiten **ME 1**: Den Erstkontakt mit Patienten gestalten
FM 1: Patienten in der Notaufnahme ersteinschätzen, aufnahmen und begleiten **ME 1**: Den Erstkontakt mit Patienten gestalten	y: Patienten in der Notaufnahme ersteinschätzen, aufnahmen und begleiten **ME 1**: Den Erstkontakt mit Patienten gestalten	**FM 1**: Patienten in der Notaufnahme ersteinschätzen, aufnahmen und begleiten **ME 1**: Den Erstkontakt mit Patienten gestalten	**FM 1**: Patienten in der Notaufnahme ersteinschätzen, aufnahmen und begleiten **ME 1**: Den Erstkontakt mit Patienten gestalten	**FM 1**: Patienten in der Notaufnahme ersteinschätzen, aufnahmen und begleiten **ME 1**: Den Erstkontakt mit Patienten gestalten

8. Blockwoche				
Montag	Dienstag	Mittwoch	Donnerstag	Freitag
FM 1: Patienten in der Notaufnahme ersteinschätzen, aufnahmen und begleiten **ME 2**: Die Behandlungsdringlichkeit von Patienten ersteinschätzen und dokumentieren	**FM 1**: Patienten in der Notaufnahme ersteinschätzen, aufnahmen und begleiten **ME 4**: Patienten mit akuten Syndromen in der Notaufnahme überwachen und folgerichtig handeln	**FM 1**: Patienten in der Notaufnahme ersteinschätzen, aufnahmen und begleiten **ME 4**: Patienten mit akuten Syndromen in der Notaufnahme überwachen und folgerichtig handeln	**FM 1**: Patienten in der Notaufnahme ersteinschätzen, aufnahmen und begleiten **ME 4**: Patienten mit akuten Syndromen in der Notaufnahme überwachen und folgerichtig handeln	**FM 1**: Patienten in der Notaufnahme ersteinschätzen, aufnahmen und begleiten **ME 3**: Symptomorientiert handeln in der Notaufnahme
FM 1: Patienten in der Notaufnahme ersteinschätzen, aufnahmen und begleiten **ME 2**: Die Behandlungsdringlichkeit von Patienten ersteinschätzen und dokumentieren	**FM 1**: Patienten in der Notaufnahme ersteinschätzen, aufnahmen und begleiten **ME 4**: Patienten mit akuten Syndromen in der Notaufnahme überwachen und folgerichtig handeln	**FM 1**: Patienten in der Notaufnahme ersteinschätzen, aufnahmen und begleiten **ME 4**: Patienten mit akuten Syndromen in der Notaufnahme überwachen und folgerichtig handeln	**FM 1**: Patienten in der Notaufnahme ersteinschätzen, aufnahmen und begleiten **ME 4**: Patienten mit akuten Syndromen in der Notaufnahme überwachen und folgerichtig handeln	**FM 1**: Patienten in der Notaufnahme ersteinschätzen, aufnahmen und begleiten **ME 3**: Symptomorientiert handeln in der Notaufnahme
FM 1: Patienten in der Notaufnahme ersteinschätzen, aufnahmen und begleiten **ME 2**: Die Behandlungsdringlichkeit von Patienten ersteinschätzen und dokumentieren	**FM 1**: Patienten in der Notaufnahme ersteinschätzen, aufnahmen und begleiten **ME 4**: Patienten mit akuten Syndromen in der Notaufnahme überwachen und folgerichtig handeln	**FM 1**: Patienten in der Notaufnahme ersteinschätzen, aufnahmen und begleiten **ME 4**: Patienten mit akuten Syndromen in der Notaufnahme überwachen und folgerichtig handeln	**FM 1**: Patienten in der Notaufnahme ersteinschätzen, aufnahmen und begleiten **ME 4**: Patienten mit akuten Syndromen in der Notaufnahme überwachen und folgerichtig handeln	**FM 1**: Patienten in der Notaufnahme ersteinschätzen, aufnahmen und begleiten **ME 3**: Symptomorientiert handeln in der Notaufnahme
FM 1: Patienten in der Notaufnahme ersteinschätzen, aufnahmen und begleiten **ME 2**: Die Behandlungsdringlichkeit von Patienten ersteinschätzen und dokumentieren	**FM 1**: Patienten in der Notaufnahme ersteinschätzen, aufnahmen und begleiten **ME 4**: Patienten mit akuten Syndromen in der Notaufnahme überwachen und folgerichtig handeln	**FM 1**: Patienten in der Notaufnahme ersteinschätzen, aufnahmen und begleiten **ME 4**: Patienten mit akuten Syndromen in der Notaufnahme überwachen und folgerichtig handeln	**FM 1**: Patienten in der Notaufnahme ersteinschätzen, aufnahmen und begleiten **ME 4**: Patienten mit akuten Syndromen in der Notaufnahme überwachen und folgerichtig handeln	**FM 1**: Patienten in der Notaufnahme ersteinschätzen, aufnahmen und begleiten **ME 3**: Symptomorientiert handeln in der Notaufnahme

9. Blockwoche				
Montag	Dienstag	Mittwoch	Donnerstag	Freitag
FM 1: Patienten in der Notaufnahme ersteinschätzen, aufnahmen und begleiten **ME 3**: Symptomorientiert handeln in der Notaufnahme	**FM 1**: Patienten in der Notaufnahme ersteinschätzen, aufnahmen und begleiten **ME 5**: Als Notfallpflegende agieren und mit Belastungen umgehen	**FM 3**: Patienten mit akuten Diagnosen überwachen und versorgen **ME 2**: Patienten mit akuten gastroenterologischen und Stoffwechselsyndromen oder Intoxikationen versorgen	**FM 3**: Patienten mit akuten Diagnosen überwachen und versorgen **ME 2**: Patienten mit akuten gastroenterologischen und Stoffwechselsyndromen oder Intoxikationen versorgen	**FM 3**: Patienten mit akuten Diagnosen überwachen und versorgen **ME 2**: Patienten mit akuten gastroenterologischen und Stoffwechselsyndromen oder Intoxikationen versorgen
FM 1: Patienten in der Notaufnahme ersteinschätzen, aufnahmen und begleiten **ME 3**: Symptomorientiert handeln in der Notaufnahme	**FM 1**: Patienten in der Notaufnahme ersteinschätzen, aufnahmen und begleiten **ME 5**: Als Notfallpflegende agieren und mit Belastungen umgehen	**FM 3**: Patienten mit akuten Diagnosen überwachen und versorgen **ME 2**: Patienten mit akuten gastroenterologischen und Stoffwechselsyndromen oder Intoxikationen versorgen	**FM 3**: Patienten mit akuten Diagnosen überwachen und versorgen **ME 2**: Patienten mit akuten gastroenterologischen und Stoffwechselsyndromen oder Intoxikationen versorgen	**FM 3**: Patienten mit akuten Diagnosen überwachen und versorgen **ME 2**: Patienten mit akuten gastroenterologischen und Stoffwechselsyndromen oder Intoxikationen versorgen
FM 1: Patienten in der Notaufnahme ersteinschätzen, aufnahmen und begleiten **ME 3**: Symptomorientiert handeln in der Notaufnahme	**FM 1**: Patienten in der Notaufnahme ersteinschätzen, aufnahmen und begleiten **ME 5**: Als Notfallpflegende agieren und mit Belastungen umgehen	**FM 3**: Patienten mit akuten Diagnosen überwachen und versorgen **ME 2**: Patienten mit akuten gastroenterologischen und Stoffwechselsyndromen oder Intoxikationen versorgen	**FM 3**: Patienten mit akuten Diagnosen überwachen und versorgen **ME 2**: Patienten mit akuten gastroenterologischen und Stoffwechselsyndromen oder Intoxikationen versorgen	**FM 3**: Patienten mit akuten Diagnosen überwachen und versorgen **ME 2**: Patienten mit akuten gastroenterologischen und Stoffwechselsyndromen oder Intoxikationen versorgen
FM 1: Patienten in der Notaufnahme ersteinschätzen, aufnahmen und begleiten **ME 5**: Als Notfallpflegende agieren und mit Belastungen umgehen	**FM 1**: Patienten in der Notaufnahme ersteinschätzen, aufnahmen und begleiten **ME 5**: Als Notfallpflegende agieren und mit Belastungen umgehen	**FM 3**: Patienten mit akuten Diagnosen überwachen und versorgen **ME 2**: Patienten mit akuten gastroenterologischen und Stoffwechselsyndromen oder Intoxikationen versorgen	**FM 3**: Patienten mit akuten Diagnosen überwachen und versorgen **ME 2**: Patienten mit akuten gastroenterologischen und Stoffwechselsyndromen oder Intoxikationen versorgen	**FM 3**: Patienten mit akuten Diagnosen überwachen und versorgen **ME 2**: Patienten mit akuten gastroenterologischen und Stoffwechselsyndromen oder Intoxikationen versorgen

10. Blockwoche				
Montag	Dienstag	Mittwoch	Donnerstag	Freitag
FM 3: Patienten mit akuten Diagnosen überwachen und versorgen **M 3**: Patienten mit akuten kardiologischen und/oder pulmologischen Erkrankungen überwachen und begleiten	**FM 3**: Patienten mit akuten Diagnosen überwachen und versorgen **M 3**: Patienten mit akuten kardiologischen und/oder pulmologischen Erkrankungen überwachen und begleiten	**FM 3**: Patienten mit akuten Diagnosen überwachen und versorgen **M 3**: Patienten mit akuten kardiologischen und/oder pulmologischen Erkrankungen überwachen und begleiten	**FM 3**: Patienten mit akuten Diagnosen überwachen und versorgen **M 3**: Patienten mit akuten kardiologischen und/oder pulmologischen Erkrankungen überwachen und begleiten	**FM 3**: Patienten mit akuten Diagnosen überwachen und versorgen **M 3**: Patienten mit akuten kardiologischen und/oder pulmologischen Erkrankungen überwachen und begleiten
FM 3: Patienten mit akuten Diagnosen überwachen und versorgen **M 3**: Patienten mit akuten kardiologischen und/oder pulmologischen Erkrankungen überwachen und begleiten	**FM 3**: Patienten mit akuten Diagnosen überwachen und versorgen **M 3**: Patienten mit akuten kardiologischen und/oder pulmologischen Erkrankungen überwachen und begleiten	**FM 3**: Patienten mit akuten Diagnosen überwachen und versorgen **M 3**: Patienten mit akuten kardiologischen und/oder pulmologischen Erkrankungen überwachen und begleiten	**FM 3**: Patienten mit akuten Diagnosen überwachen und versorgen **M 3**: Patienten mit akuten kardiologischen und/oder pulmologischen Erkrankungen überwachen und begleiten	**FM 3**: Patienten mit akuten Diagnosen überwachen und versorgen **M 3**: Patienten mit akuten kardiologischen und/oder pulmologischen Erkrankungen überwachen und begleiten
FM 3: Patienten mit akuten Diagnosen überwachen und versorgen **M 3**: Patienten mit akuten kardiologischen und/oder pulmologischen Erkrankungen überwachen und begleiten	**FM 3**: Patienten mit akuten Diagnosen überwachen und versorgen **M 3**: Patienten mit akuten kardiologischen und/oder pulmologischen Erkrankungen überwachen und begleiten	**FM 3**: Patienten mit akuten Diagnosen überwachen und versorgen **M 3**: Patienten mit akuten kardiologischen und/oder pulmologischen Erkrankungen überwachen und begleiten	**FM 3**: Patienten mit akuten Diagnosen überwachen und versorgen **M 3**: Patienten mit akuten kardiologischen und/oder pulmologischen Erkrankungen überwachen und begleiten	**FM 3**: Patienten mit akuten Diagnosen überwachen und versorgen **M 3**: Patienten mit akuten kardiologischen und/oder pulmologischen Erkrankungen überwachen und begleiten
FM 3: Patienten mit akuten Diagnosen überwachen und versorgen **M 3**: Patienten mit akuten kardiologischen und/oder pulmologischen Erkrankungen überwachen und begleiten	**FM 3**: Patienten mit akuten Diagnosen überwachen und versorgen **M 3**: Patienten mit akuten kardiologischen und/oder pulmologischen Erkrankungen überwachen und begleiten	**FM 3**: Patienten mit akuten Diagnosen überwachen und versorgen **M 3**: Patienten mit akuten kardiologischen und/oder pulmologischen Erkrankungen überwachen und begleiten	**FM 3**: Patienten mit akuten Diagnosen überwachen und versorgen **M 3**: Patienten mit akuten kardiologischen und/oder pulmologischen Erkrankungen überwachen und begleiten	**FM 3**: Patienten mit akuten Diagnosen überwachen und versorgen **M 3**: Patienten mit akuten kardiologischen und/oder pulmologischen Erkrankungen überwachen und begleiten

11. Blockwoche				
Montag	**Dienstag**	**Mittwoch**	**Donnerstag**	**Freitag**
FM 3: Patienten mit akuten Diagnosen überwachen und versorgen **ME 1**: Patienten mit hämatologisch/ onkologischen Syndromen begleiten	**FM 3**: Patienten mit akuten Diagnosen überwachen und versorgen **ME 1**: Patienten mit hämatologisch/ onkologischen Syndromen begleiten	**FM 3**: Patienten mit akuten Diagnosen überwachen und versorgen **ME 4**: Patienten mit neurologischen Erkrankungen überwachen und begleiten	**FM 3**: Patienten mit akuten Diagnosen überwachen und versorgen **ME 4**: Patienten mit neurologischen Erkrankungen überwachen und begleiten	**FM 1**: Patienten in speziellen Pflegesituationen begleiten **M 1**: Patienten mit thermischen Schäden/Notfällen, Elektro- und Blitzunfällen, Chemie- und Strahlenunfällen in ihrer speziellen Pflegesituation begleiten
FM 3: Patienten mit akuten Diagnosen überwachen und versorgen **ME 1**: Patienten mit hämatologisch/ onkologischen Syndromen begleiten	**FM 3**: Patienten mit akuten Diagnosen überwachen und versorgen **ME 1**: Patienten mit hämatologisch/ onkologischen Syndromen begleiten	**FM 3**: Patienten mit akuten Diagnosen überwachen und versorgen **ME 4**: Patienten mit neurologischen Erkrankungen überwachen und begleiten	**FM 3**: Patienten mit akuten Diagnosen überwachen und versorgen **ME 4**: Patienten mit neurologischen Erkrankungen überwachen und begleiten	**FM 1**: Patienten in speziellen Pflegesituationen begleiten **M 1**: Patienten mit thermischen Schäden/Notfällen, Elektro- und Blitzunfällen, Chemie- und Strahlenunfällen in ihrer speziellen Pflegesituation begleiten
FM 3: Patienten mit akuten Diagnosen überwachen und versorgen **ME 1**: Patienten mit hämatologisch/ onkologischen Syndromen begleiten	**FM 3**: Patienten mit akuten Diagnosen überwachen und versorgen **ME 1**: Patienten mit hämatologisch/ onkologischen Syndromen begleiten	**FM 3**: Patienten mit akuten Diagnosen überwachen und versorgen **ME 4**: Patienten mit neurologischen Erkrankungen überwachen und begleiten	**FM 3**: Patienten mit akuten Diagnosen überwachen und versorgen **ME 4**: Patienten mit neurologischen Erkrankungen überwachen und begleiten	**FM 1**: Patienten in speziellen Pflegesituationen begleiten **M 1**: Patienten mit thermischen Schäden/Notfällen, Elektro- und Blitzunfällen, Chemie- und Strahlenunfällen in ihrer speziellen Pflegesituation begleiten
FM 3: Patienten mit akuten Diagnosen überwachen und versorgen **ME 1**: Patienten mit hämatologisch/ onkologischen Syndromen begleiten	**FM 3**: Patienten mit akuten Diagnosen überwachen und versorgen **ME 4**: Patienten mit neurologischen Erkrankungen überwachen und begleiten	**FM 3**: Patienten mit akuten Diagnosen überwachen und versorgen **ME 4**: Patienten mit neurologischen Erkrankungen überwachen und begleiten	**FM 3**: Patienten mit akuten Diagnosen überwachen und versorgen **ME 4**: Patienten mit neurologischen Erkrankungen überwachen und begleiten	**FM 1**: Patienten in speziellen Pflegesituationen begleiten **M 1**: Patienten mit thermischen Schäden/Notfällen, Elektro- und Blitzunfällen, Chemie- und Strahlenunfällen in ihrer speziellen Pflegesituation begleiten

12. Blockwoche				
Montag	Dienstag	Mittwoch	Donnerstag	Freitag
FM 3: Patienten mit akuten Diagnosen überwachen und versorgen **ME 4**: Patienten mit neurologischen Erkrankungen überwachen und begleiten **Klausur**	**FM 1**: Patienten in speziellen Pflegesituationen begleiten **M 1**: Patienten mit thermischen Schäden/Notfällen, Elektro- und Blitzunfällen, Chemie- und Strahlenunfällen in ihrer speziellen Pflegesituation begleiten	**FM 1**: Patienten in speziellen Pflegesituationen begleiten **M 2**: An Demenz erkrankte Patienten in der Notaufnahme versorgen	**FM 1**: Patienten in speziellen Pflegesituationen begleiten **M 2**: An Demenz erkrankte Patienten in der Notaufnahme versorgen	**FM 1**: Patienten in speziellen Pflegesituationen begleiten **M 2**: An Demenz erkrankte Patienten in der Notaufnahme versorgen
FM 1: Patienten in speziellen Pflegesituationen begleiten **M 3**: Patienten mit Gewalt und Missbrauchserfahrungen begleiten	**FM 1**: Patienten in speziellen Pflegesituationen begleiten **M 1**: Patienten mit thermischen Schäden/Notfällen, Elektro- und Blitzunfällen, Chemie- und Strahlenunfällen in ihrer speziellen Pflegesituation begleiten	**FM 1**: Patienten in speziellen Pflegesituationen begleiten **M 2**: An Demenz erkrankte Patienten in der Notaufnahme versorgen	**FM 1**: Patienten in speziellen Pflegesituationen begleiten **M 2**: An Demenz erkrankte Patienten in der Notaufnahme versorgen	**FM 1**: Patienten in speziellen Pflegesituationen begleiten **M 2**: An Demenz erkrankte Patienten in der Notaufnahme versorgen
FM 1: Patienten in speziellen Pflegesituationen begleiten **M 3**: Patienten mit Gewalt und Missbrauchserfahrungen begleiten	**FM 1**: Patienten in speziellen Pflegesituationen begleiten **M 1**: Patienten mit thermischen Schäden/Notfällen, Elektro- und Blitzunfällen, Chemie- und Strahlenunfällen in ihrer speziellen Pflegesituation begleiten	**FM 1**: Patienten in speziellen Pflegesituationen begleiten **M 2**: An Demenz erkrankte Patienten in der Notaufnahme versorgen	**FM 1**: Patienten in speziellen Pflegesituationen begleiten **M 2**: An Demenz erkrankte Patienten in der Notaufnahme versorgen	**FM 1**: Patienten in speziellen Pflegesituationen begleiten **M 2**: An Demenz erkrankte Patienten in der Notaufnahme versorgen
	FM 1: Patienten in speziellen Pflegesituationen begleiten **M 1**: Patienten mit thermischen Schäden/Notfällen, Elektro- und Blitzunfällen, Chemie- und Strahlenunfällen in ihrer speziellen Pflegesituation begleiten	**FM 1**: Patienten in speziellen Pflegesituationen begleiten **M 2**: An Demenz erkrankte Patienten in der Notaufnahme versorgen	**FM 1**: Patienten in speziellen Pflegesituationen begleiten **M 2**: An Demenz erkrankte Patienten in der Notaufnahme versorgen	**FM 1**: Patienten in speziellen Pflegesituationen begleiten **M 2**: An Demenz erkrankte Patienten in der Notaufnahme versorgen

13. Blockwoche				
Montag	Dienstag	Mittwoch	Donnerstag	Freitag
FM 1: Patienten in speziellen Pflegesituationen begleiten **M 3**: Patienten mit Gewalt und Missbrauchserfahrungen begleiten	**FM 1**: Patienten in speziellen Pflegesituationen begleiten **M 3**: Patienten mit Gewalt und Missbrauchserfahrungen begleiten	**FM 1**: Patienten in speziellen Pflegesituationen begleiten **M 4**: Patienten in akuten psychiatrischen und verhaltensbedingten Notfällen überwachen und versorgen	**FM 1**: Patienten in speziellen Pflegesituationen begleiten **M 4**: Patienten in akuten psychiatrischen und verhaltensbedingten Notfällen überwachen und versorgen	**FM 1**: Patienten in speziellen Pflegesituationen begleiten **M 5**: Patienten mit akuten gynäkologischen, urologischen und nephrologischen Erkrankungen überwachen und versorgen
FM 1: Patienten in speziellen Pflegesituationen begleiten **M 3**: Patienten mit Gewalt und Missbrauchserfahrungen begleiten	**FM 1**: Patienten in speziellen Pflegesituationen begleiten **M 3**: Patienten mit Gewalt und Missbrauchserfahrungen begleiten	**FM 1**: Patienten in speziellen Pflegesituationen begleiten **M 4**: Patienten in akuten psychiatrischen und verhaltensbedingten Notfällen überwachen und versorgen	**FM 1**: Patienten in speziellen Pflegesituationen begleiten **M 4**: Patienten in akuten psychiatrischen und verhaltensbedingten Notfällen überwachen und versorgen	**FM 1**: Patienten in speziellen Pflegesituationen begleiten **M 5**: Patienten mit akuten gynäkologischen, urologischen und nephrologischen Erkrankungen überwachen und versorgen
FM 1: Patienten in speziellen Pflegesituationen begleiten **M 3**: Patienten mit Gewalt und Missbrauchserfahrungen begleiten	**FM 1**: Patienten in speziellen Pflegesituationen begleiten **M 3**: Patienten mit Gewalt und Missbrauchserfahrungen begleiten	**FM 1**: Patienten in speziellen Pflegesituationen begleiten **M 4**: Patienten in akuten psychiatrischen und verhaltensbedingten Notfällen überwachen und versorgen	**FM 1**: Patienten in speziellen Pflegesituationen begleiten **M 4**: Patienten in akuten psychiatrischen und verhaltensbedingten Notfällen überwachen und versorgen	**FM 1**: Patienten in speziellen Pflegesituationen begleiten **M 5**: Patienten mit akuten gynäkologischen, urologischen und nephrologischen Erkrankungen überwachen und versorgen
FM 1: Patienten in speziellen Pflegesituationen begleiten **M 3**: Patienten mit Gewalt und Missbrauchserfahrungen begleiten	**FM 1**: Patienten in speziellen Pflegesituationen begleiten **M 3**: Patienten mit Gewalt und Missbrauchserfahrungen begleiten	**FM 1**: Patienten in speziellen Pflegesituationen begleiten **M 4**: Patienten in akuten psychiatrischen und verhaltensbedingten Notfällen überwachen und versorgen	**FM 1**: Patienten in speziellen Pflegesituationen begleiten **M 4**: Patienten in akuten psychiatrischen und verhaltensbedingten Notfällen überwachen und versorgen	**FM 1**: Patienten in speziellen Pflegesituationen begleiten **M 5**: Patienten mit akuten gynäkologischen, urologischen und nephrologischen Erkrankungen überwachen und versorgen

14. Blockwoche				
Montag	Dienstag	Mittwoch	Donnerstag	Freitag
FM 1: Patienten in speziellen Pflegesituationen begleiten **M 5**: Patienten mit akuten gynäkologischen, urologischen und nephrologischen Erkrankungen überwachen und versorgen	**FM 1**: Patienten in speziellen Pflegesituationen begleiten **M 7**: Kinder mit akuten Erkrankungen in der Notaufnahme überwachen und begleiten	**FM 1**: Patienten in speziellen Pflegesituationen begleiten **M 7**: Kinder mit akuten Erkrankungen in der Notaufnahme überwachen und begleiten	**FM 1**: Patienten in speziellen Pflegesituationen begleiten **M 7**: Kinder mit akuten Erkrankungen in der Notaufnahme überwachen und begleiten	**FM 1**: Patienten in speziellen Pflegesituationen begleiten **M 6**: Gerontologische Patienten in der Notaufnahme begleiten
FM 1: Patienten in speziellen Pflegesituationen begleiten **M 5**: Patienten mit akuten gynäkologischen, urologischen und nephrologischen Erkrankungen überwachen und versorgen	**FM 1**: Patienten in speziellen Pflegesituationen begleiten **M 7**: Kinder mit akuten Erkrankungen in der Notaufnahme überwachen und begleiten	**FM 1**: Patienten in speziellen Pflegesituationen begleiten **M 7**: Kinder mit akuten Erkrankungen in der Notaufnahme überwachen und begleiten	**FM 1**: Patienten in speziellen Pflegesituationen begleiten **M 7**: Kinder mit akuten Erkrankungen in der Notaufnahme überwachen und begleiten	**FM 1**: Patienten in speziellen Pflegesituationen begleiten **M 6**: Gerontologische Patienten in der Notaufnahme begleiten
FM 1: Patienten in speziellen Pflegesituationen begleiten **M 5**: Patienten mit akuten gynäkologischen, urologischen und nephrologischen Erkrankungen überwachen und versorgen	**FM 1**: Patienten in speziellen Pflegesituationen begleiten **M 7**: Kinder mit akuten Erkrankungen in der Notaufnahme überwachen und begleiten	**FM 1**: Patienten in speziellen Pflegesituationen begleiten **M 7**: Kinder mit akuten Erkrankungen in der Notaufnahme überwachen und begleiten		**FM 1**: Patienten in speziellen Pflegesituationen begleiten **M 6**: Gerontologische Patienten in der Notaufnahme begleiten
FM 1: Patienten in speziellen Pflegesituationen begleiten **M 5**: Patienten mit akuten gynäkologischen, urologischen und nephrologischen Erkrankungen überwachen und versorgen	**FM 1**: Patienten in speziellen Pflegesituationen begleiten **M 7**: Kinder mit akuten Erkrankungen in der Notaufnahme überwachen und begleiten	**FM 1**: Patienten in speziellen Pflegesituationen begleiten **M 7**: Kinder mit akuten Erkrankungen in der Notaufnahme überwachen und begleiten		**FM 1**: Patienten in speziellen Pflegesituationen begleiten **M 6**: Gerontologische Patienten in der Notaufnahme begleiten

15. Blockwoche				
Montag	Dienstag	Mittwoch	Donnerstag	Freitag
FM 1: Patienten in speziellen Pflegesituationen begleiten **M 6**: Gerontologische Patienten in der Notaufnahme begleiten **Prüfung**	**FM 4**: Patienten mit akuten traumatologischen Ereignissen versorgen und überwachen **M 2**: Patienten mit akuten traumatologischen Ereignissen im Schockraum versorgen und überwachen	**FM 4**: Patienten mit akuten traumatologischen Ereignissen versorgen und überwachen **M 2**: Patienten mit akuten traumatologischen Ereignissen im Schockraum versorgen und überwachen	**FM 4**: Patienten mit akuten traumatologischen Ereignissen versorgen und überwachen **M 1**: Patienten mit akuten traumatologischen Ereignissen und/oder bei herz- und gefäßchirurgischen Notfällen versorgen und überwachen	**FM 4**: Patienten mit akuten traumatologischen Ereignissen versorgen und überwachen **M 3**: Patienten mit akuten Verletzungen des zentralen Nervensystems in der Notaufnahme überwachen und begleiten
FM 1: Patienten in speziellen Pflegesituationen begleiten **M 6**: Gerontologische Patienten in der Notaufnahme begleiten **Prüfung**	**FM 4**: Patienten mit akuten traumatologischen Ereignissen versorgen und überwachen **M 2**: Patienten mit akuten traumatologischen Ereignissen im Schockraum versorgen und überwachen	**FM 4**: Patienten mit akuten traumatologischen Ereignissen versorgen und überwachen **M 2**: Patienten mit akuten traumatologischen Ereignissen im Schockraum versorgen und überwachen	**FM 4**: Patienten mit akuten traumatologischen Ereignissen versorgen und überwachen **M 1**: Patienten mit akuten traumatologischen Ereignissen und/oder bei herz- und gefäßchirurgischen Notfällen versorgen und überwachen	**FM 4**: Patienten mit akuten traumatologischen Ereignissen versorgen und überwachen **M 3**: Patienten mit akuten Verletzungen des zentralen Nervensystems in der Notaufnahme überwachen und begleiten
FM 1: Patienten in speziellen Pflegesituationen begleiten **M 6**: Gerontologische Patienten in der Notaufnahme begleiten **Prüfung**	**FM 4**: Patienten mit akuten traumatologischen Ereignissen versorgen und überwachen **M 2**: Patienten mit akuten traumatologischen Ereignissen im Schockraum versorgen und überwachen	**FM 4**: Patienten mit akuten traumatologischen Ereignissen versorgen und überwachen **M 2**: Patienten mit akuten traumatologischen Ereignissen im Schockraum versorgen und überwachen	**FM 4**: Patienten mit akuten traumatologischen Ereignissen versorgen und überwachen **M 1**: Patienten mit akuten traumatologischen Ereignissen und/oder bei herz- und gefäßchirurgischen Notfällen versorgen und überwachen	**FM 4**: Patienten mit akuten traumatologischen Ereignissen versorgen und überwachen **M 3**: Patienten mit akuten Verletzungen des zentralen Nervensystems in der Notaufnahme überwachen und begleiten
FM 1: Patienten in speziellen Pflegesituationen begleiten **M 6**: Gerontologische Patienten in der Notaufnahme begleiten **Prüfung**	**FM 4**: Patienten mit akuten traumatologischen Ereignissen versorgen und überwachen **M 2**: Patienten mit akuten traumatologischen Ereignissen im Schockraum versorgen und überwachen	**FM 4**: Patienten mit akuten traumatologischen Ereignissen versorgen und überwachen **M 2**: Patienten mit akuten traumatologischen Ereignissen im Schockraum versorgen und überwachen	**FM 4**: Patienten mit akuten traumatologischen Ereignissen versorgen und überwachen **M 1**: Patienten mit akuten traumatologischen Ereignissen und/oder bei herz- und gefäßchirurgischen Notfällen versorgen und überwachen	**FM 4**: Patienten mit akuten traumatologischen Ereignissen versorgen und überwachen **M 3**: Patienten mit akuten Verletzungen des zentralen Nervensystems in der Notaufnahme überwachen und begleiten

16. Blockwoche				
Montag	Dienstag	Mittwoch	Donnerstag	Freitag
FM 4: Patienten mit akuten traumatologischen Ereignissen versorgen und überwachen **ME 3**: Patienten mit akuten Verletzungen des zentralen Nervensystems in der Notaufnahme überwachen und begleiten	**FM 4**: Patienten mit akuten traumatologischen Ereignissen versorgen und überwachen **ME 4**: Patienten mit Schmerzen in der Notaufnahme überwachen und begleiten	**FM 4**: Patienten mit akuten traumatologischen Ereignissen versorgen und überwachen **ME 4**: Patienten mit Schmerzen in der Notaufnahme überwachen und begleiten	**FM 4**: Patienten mit akuten traumatologischen Ereignissen versorgen und überwachen **ME 5**: Patienten mit akuten Erkrankungen des HNO Bereichs, sowie mit akuten ophthalmologischen Erkrankungen überwachen und begleiten	**FM 4**: Patienten mit akuten traumatologischen Ereignissen versorgen und überwachen **ME 5**: Patienten mit akuten Erkrankungen des HNO Bereichs, sowie mit akuten ophthalmologischen Erkrankungen überwachen und begleiten
FM 4: Patienten mit akuten traumatologischen Ereignissen versorgen und überwachen **ME 3**: Patienten mit akuten Verletzungen des zentralen Nervensystems in der Notaufnahme überwachen und begleiten	**FM 4**: Patienten mit akuten traumatologischen Ereignissen versorgen und überwachen **ME 4**: Patienten mit Schmerzen in der Notaufnahme überwachen und begleiten	**FM 4**: Patienten mit akuten traumatologischen Ereignissen versorgen und überwachen **ME 4**: Patienten mit Schmerzen in der Notaufnahme überwachen und begleiten	**FM 4**: Patienten mit akuten traumatologischen Ereignissen versorgen und überwachen **ME 5**: Patienten mit akuten Erkrankungen des HNO Bereichs, sowie mit akuten ophthalmologischen Erkrankungen überwachen und begleiten	**FM 4**: Patienten mit akuten traumatologischen Ereignissen versorgen und überwachen **ME 5**: Patienten mit akuten Erkrankungen des HNO Bereichs, sowie mit akuten ophthalmologischen Erkrankungen überwachen und begleiten
FM 4: Patienten mit akuten traumatologischen Ereignissen versorgen und überwachen **ME 3**: Patienten mit akuten Verletzungen des zentralen Nervensystems in der Notaufnahme überwachen und begleiten	**FM 4**: Patienten mit akuten traumatologischen Ereignissen versorgen und überwachen **ME 4**: Patienten mit Schmerzen in der Notaufnahme überwachen und begleiten	**FM 4**: Patienten mit akuten traumatologischen Ereignissen versorgen und überwachen **ME 4**: Patienten mit Schmerzen in der Notaufnahme überwachen und begleiten	**FM 4**: Patienten mit akuten traumatologischen Ereignissen versorgen und überwachen **ME 5**: Patienten mit akuten Erkrankungen des HNO Bereichs, sowie mit akuten ophthalmologischen Erkrankungen überwachen und begleiten	**FM 4**: Patienten mit akuten traumatologischen Ereignissen versorgen und überwachen **ME 5**: Patienten mit akuten Erkrankungen des HNO Bereichs, sowie mit akuten ophthalmologischen Erkrankungen überwachen und begleiten
FM 4: Patienten mit akuten traumatologischen Ereignissen versorgen und überwachen **ME 3**: Patienten mit akuten Verletzungen des zentralen Nervensystems in der Notaufnahme überwachen und begleiten	**FM 4**: Patienten mit akuten traumatologischen Ereignissen versorgen und überwachen **ME 4**: Patienten mit Schmerzen in der Notaufnahme überwachen und begleiten	**FM 4**: Patienten mit akuten traumatologischen Ereignissen versorgen und überwachen **ME 4**: Patienten mit Schmerzen in der Notaufnahme überwachen und begleiten	**FM 4**: Patienten mit akuten traumatologischen Ereignissen versorgen und überwachen **ME 5**: Patienten mit akuten Erkrankungen des HNO Bereichs, sowie mit akuten ophthalmologischen Erkrankungen überwachen und begleiten	**FM 4**: Patienten mit akuten traumatologischen Ereignissen versorgen und überwachen **ME 5**: Patienten mit akuten Erkrankungen des HNO Bereichs, sowie mit akuten ophthalmologischen Erkrankungen überwachen und begleiten

17. Blockwoche				
Montag	Dienstag	Mittwoch	Donnerstag	Freitag
FM 4: Patienten mit akuten traumatologischen Ereignissen versorgen und überwachen **ME 2**: Patienten mit akuten traumatologischen Ereignissen im Schockraum versorgen und überwachen	**FM 4**: Patienten mit akuten traumatologischen Ereignissen versorgen und überwachen **ME 2**: Patienten mit akuten traumatologischen Ereignissen im Schockraum versorgen und überwachen	**FM 4**: Patienten mit akuten traumatologischen Ereignissen versorgen und überwachen **ME 2**: Patienten mit akuten traumatologischen Ereignissen im Schockraum versorgen und überwachen	**FM 4**: Patienten mit akuten traumatologischen Ereignissen versorgen und überwachen **ME 1**: Patienten mit akuten traumatologischen Ereignissen und/oder bei herz- und gefäßchirurgischen Notfällen versorgen und überwachen	**FM 4**: Patienten mit akuten traumatologischen Ereignissen versorgen und überwachen **ME 1**: Patienten mit akuten traumatologischen Ereignissen und/oder bei herz- und gefäßchirurgischen Notfällen versorgen und überwachen
FM 4: Patienten mit akuten traumatologischen Ereignissen versorgen und überwachen **ME 2**: Patienten mit akuten traumatologischen Ereignissen im Schockraum versorgen und überwachen	**FM 4**: Patienten mit akuten traumatologischen Ereignissen versorgen und überwachen **ME 2**: Patienten mit akuten traumatologischen Ereignissen im Schockraum versorgen und überwachen	**FM 4**: Patienten mit akuten traumatologischen Ereignissen versorgen und überwachen **ME 2**: Patienten mit akuten traumatologischen Ereignissen im Schockraum versorgen und überwachen	**FM 4**: Patienten mit akuten traumatologischen Ereignissen versorgen und überwachen **ME 1**: Patienten mit akuten traumatologischen Ereignissen und/oder bei herz- und gefäßchirurgischen Notfällen versorgen und überwachen	**FM 4**: Patienten mit akuten traumatologischen Ereignissen versorgen und überwachen **ME 1**: Patienten mit akuten traumatologischen Ereignissen und/oder bei herz- und gefäßchirurgischen Notfällen versorgen und überwachen
FM 4: Patienten mit akuten traumatologischen Ereignissen versorgen und überwachen **ME 2**: Patienten mit akuten traumatologischen Ereignissen im Schockraum versorgen und überwachen	**FM 4**: Patienten mit akuten traumatologischen Ereignissen versorgen und überwachen **ME 2**: Patienten mit akuten traumatologischen Ereignissen im Schockraum versorgen und überwachen	**FM 4**: Patienten mit akuten traumatologischen Ereignissen versorgen und überwachen **ME 2**: Patienten mit akuten traumatologischen Ereignissen im Schockraum versorgen und überwachen	**FM 4**: Patienten mit akuten traumatologischen Ereignissen versorgen und überwachen **ME 1**: Patienten mit akuten traumatologischen Ereignissen und/oder bei herz- und gefäßchirurgischen Notfällen versorgen und überwachen	**FM 4**: Patienten mit akuten traumatologischen Ereignissen versorgen und überwachen **ME 1**: Patienten mit akuten traumatologischen Ereignissen und/oder bei herz- und gefäßchirurgischen Notfällen versorgen und überwachen
FM 4: Patienten mit akuten traumatologischen Ereignissen versorgen und überwachen **ME 2**: Patienten mit akuten traumatologischen Ereignissen im Schockraum versorgen und überwachen	**FM 4**: Patienten mit akuten traumatologischen Ereignissen versorgen und überwachen **ME 2**: Patienten mit akuten traumatologischen Ereignissen im Schockraum versorgen und überwachen	**FM 4**: Patienten mit akuten traumatologischen Ereignissen versorgen und überwachen **ME 2**: Patienten mit akuten traumatologischen Ereignissen im Schockraum versorgen und überwachen	**FM 4**: Patienten mit akuten traumatologischen Ereignissen versorgen und überwachen **ME 1**: Patienten mit akuten traumatologischen Ereignissen und/oder bei herz- und gefäßchirurgischen Notfällen versorgen und überwachen	**FM 4**: Patienten mit akuten traumatologischen Ereignissen versorgen und überwachen **ME 1**: Patienten mit akuten traumatologischen Ereignissen und/oder bei herz- und gefäßchirurgischen Notfällen versorgen und überwachen

18. Blockwoche

Montag	Dienstag	Mittwoch	Donnerstag	Freitag
FM 4: Patienten mit akuten traumatologischen Ereignissen versorgen und überwachen **ME 1**: Patienten mit akuten traumatologischen Ereignissen und/oder bei herz- und gefäßchirurgischen Notfällen versorgen und überwachen **Klausur**	**FM 5**: Abläufe in Notaufnahmen strukturieren und organisieren **ME 1**: Notaufnahmeabteilungen organisieren und Prozesse mitgestalten	**FM 5**: Abläufe in Notaufnahmen strukturieren und organisieren **ME 1**: Notaufnahmeabteilungen organisieren und Prozesse mitgestalten	**FM 5**: Abläufe in Notaufnahmen strukturieren und organisieren **ME 2**: Rechtliche Grundlagen in der Notfallpflege umsetzen	**FM 5**: Abläufe in Notaufnahmen strukturieren und organisieren **ME 3**: Arbeitsschutz und Hygienerichtlinien in der Notaufnahme umsetzen
FM 4: Patienten mit akuten traumatologischen Ereignissen versorgen und überwachen **ME 1**: Patienten mit akuten traumatologischen Ereignissen und/oder bei herz- und gefäßchirurgischen Notfällen versorgen und überwachen **Klausur**	**FM 5**: Abläufe in Notaufnahmen strukturieren und organisieren **ME 1**: Notaufnahmeabteilungen organisieren und Prozesse mitgestalten	**FM 5**: Abläufe in Notaufnahmen strukturieren und organisieren **ME 1**: Notaufnahmeabteilungen organisieren und Prozesse mitgestalten	**FM 5**: Abläufe in Notaufnahmen strukturieren und organisieren **ME 2**: Rechtliche Grundlagen in der Notfallpflege umsetzen	**FM 5**: Abläufe in Notaufnahmen strukturieren und organisieren **ME 3**: Arbeitsschutz und Hygienerichtlinien in der Notaufnahme umsetzen
	FM 5: Abläufe in Notaufnahmen strukturieren und organisieren **ME 1**: Notaufnahmeabteilungen organisieren und Prozesse mitgestalten	**FM 5**: Abläufe in Notaufnahmen strukturieren und organisieren **ME 2**: Rechtliche Grundlagen in der Notfallpflege umsetzen	**FM 5**: Abläufe in Notaufnahmen strukturieren und organisieren **ME 2**: Rechtliche Grundlagen in der Notfallpflege umsetzen	**FM 5**: Abläufe in Notaufnahmen strukturieren und organisieren **ME 3**: Arbeitsschutz und Hygienerichtlinien in der Notaufnahme umsetzen
	FM 5: Abläufe in Notaufnahmen strukturieren und organisieren **ME 1**: Notaufnahmeabteilungen organisieren und Prozesse mitgestalten	**FM 5**: Abläufe in Notaufnahmen strukturieren und organisieren **ME 2**: Rechtliche Grundlagen in der Notfallpflege umsetzen	**FM 5**: Abläufe in Notaufnahmen strukturieren und organisieren **ME 2**: Rechtliche Grundlagen in der Notfallpflege umsetzen	**FM 5**: Abläufe in Notaufnahmen strukturieren und organisieren **ME 3**: Arbeitsschutz und Hygienerichtlinien in der Notaufnahme umsetzen

19. Blockwoche				
Montag	Dienstag	Mittwoch	Donnerstag	Freitag
FM 5: Abläufe in Notaufnahmen strukturieren und organisieren **ME 3**: Arbeitsschutz und Hygienerichtlinien in der Notaufnahme umsetzen	**FM 5**: Abläufe in Notaufnahmen strukturieren und organisieren **ME 4**: Besondere Lagen von Massenanfällen von Verletzten und Erkrankten in der Notaufnahme bewältigen	**FM 5**: Abläufe in Notaufnahmen strukturieren und organisieren **ME 4**: Besondere Lagen von Massenanfällen von Verletzten und Erkrankten in der Notaufnahme bewältigen		
FM 5: Abläufe in Notaufnahmen strukturieren und organisieren **ME 3**: Arbeitsschutz und Hygienerichtlinien in der Notaufnahme umsetzen	**FM 5**: Abläufe in Notaufnahmen strukturieren und organisieren **ME 4**: Besondere Lagen von Massenanfällen von Verletzten und Erkrankten in der Notaufnahme bewältigen	**FM 5**: Abläufe in Notaufnahmen strukturieren und organisieren **ME 4**: Besondere Lagen von Massenanfällen von Verletzten und Erkrankten in der Notaufnahme bewältigen		
FM 5: Abläufe in Notaufnahmen strukturieren und organisieren **ME 3**: Arbeitsschutz und Hygienerichtlinien in der Notaufnahme umsetzen	**FM 5**: Abläufe in Notaufnahmen strukturieren und organisieren **ME 4**: Besondere Lagen von Massenanfällen von Verletzten und Erkrankten in der Notaufnahme bewältigen	**FM 5**: Abläufe in Notaufnahmen strukturieren und organisieren **ME 4**: Besondere Lagen von Massenanfällen von Verletzten und Erkrankten in der Notaufnahme bewältigen		
FM 5: Abläufe in Notaufnahmen strukturieren und organisieren **ME 3**: Arbeitsschutz und Hygienerichtlinien in der Notaufnahme umsetzen	**FM 5**: Abläufe in Notaufnahmen strukturieren und organisieren **ME 4**: Besondere Lagen von Massenanfällen von Verletzten und Erkrankten in der Notaufnahme bewältigen	**FM 5**: Abläufe in Notaufnahmen strukturieren und organisieren **ME 4**: Besondere Lagen von Massenanfällen von Verletzten und Erkrankten in der Notaufnahme bewältigen		

6 Möglichkeiten der Leistungsüberprüfung

Durch die Einstufung angelehnt an Niveau 6 des DQR sollen die Teilnehmer der Weiterbildung Notfallpflege differenzierte Kompetenzen entwickeln. Hierzu gehören die Planung, Bearbeitung und Auswertung umfangreicher fachlicher Aufgaben- und Problemstellungen und die eigenverantwortliche Steuerung von Prozessen in Sektoren eines wissenschaftlichen Faches oder in ihrem beruflichen Tätigkeitsfeld. Kennzeichnend sind für diese Aufgaben ihre hohe Komplexität, sowie ihr stetiger Wandel.

Daher müssen die Lernziele der einzelnen Module sowie Moduleinheiten und somit konsekutiv auch die Prüfungsleistungen zur Überprüfung des Erreichens dieser Lernziele einem hohen Qualitätsstandard entsprechen, um die Teilnehmer der Weiterbildung konkret auf Ihre zukünftigen Aufgaben vorzubereiten. Ein alleiniges Aneignen von Fachwissen aus dem Bereich der Notfallpflege ist hier nicht ausreichend, dieses muss auch patientenorientiert umgesetzt werden können bzw. zu neuen Arbeitsabläufen im Arbeitsumfeld der Notaufnahmen führen.

6.1 Lernzieltaxonomie nach Bloom

Eine Möglichkeit der Einteilung von Lernzielen und parallel der Prüfungsleistungen stellt die Lernzieltaxonomie nach Bloom dar. Diese beinhaltet die verschiedenen Stufen der Lernziele/Prüfungsleistungen (s. Abb. 6).

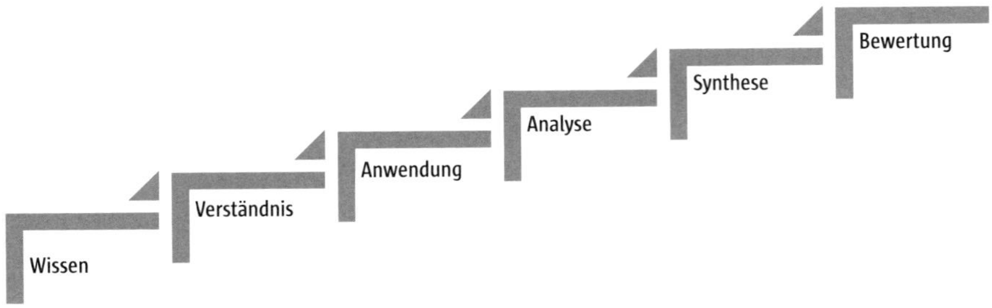

Abb. 6 Stufen der Lernzieltaxonomie nach Bloom

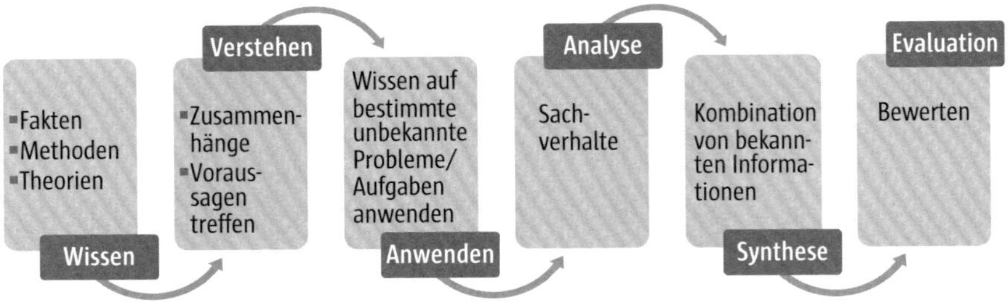

Abb. 7 Operationen hinter den Stufen der Lernzieltaxonomie nach Bloom

Die Lernzieltaxonomie nach Bloom ist eine gestufte, aufeinander aufbauende Einteilung der Lernziele. Sie lassen sich in sechs Stufen einteilen, wobei diese niemals losgelöst voneinander betrachtet werden können, da die oberen Stufen, die jeweiligen unteren immer mit beinhalten (s. Abb. 7).

Darstellung der Bloom'schen Taxonomie am Beispiel Intoxikation beim Erwachsenen:

1. **Wissen**: Der Teilnehmer kann das im Unterricht vermittelte Wissen abrufen und den Inhalt wiedergeben.
   Beispiel: Der Teilnehmer kennt die verschiedensten Arten von Intoxikationen samt ihren Symptomen, Pathophysiologie sowie die Therapiemöglichkeiten.
2. **Verständnis**: Der Teilnehmer kann das erworbene Wissen in eigenen Worten wiedergeben und einfache Zusammenhänge ziehen.
   Beispiel: Der Teilnehmer kann das erlernte Wissen über Intoxikationen in eigenen Worten wiedergeben und erkennt die Zusammenhänge zwischen Pathophysiologie und Therapiemöglichkeiten.
3. **Anwendung**: Der Teilnehmer kann das erlernte und gespeicherte Wissen in konkreten Situationen anwenden.
   Beispiel: Der Teilnehmer kann Patienten mit der Diagnose Intoxikation in der Praxis auf der Grundlage des neuen Wissens leitliniengerecht behandeln und betreuen.

4. **Analyse:** Der Teilnehmer kann mit dem erlernten Wissen komplexe Sachverhalte zerlegen und diese Sachverhalte dadurch erklären.
   Beispiel: Der Teilnehmer erkennt aufgrund eines Symptomkomplexes bei Patienten die noch nicht diagnostizierte Intoxikation und kann diese entsprechend seines Fachwissens behandeln und betreuen.
5. **Synthese:** Der Teilnehmer schafft es, das Wissen zu einem neuen Sachverhalt zusammen zu fügen und hierdurch neue Strukturen zu entwickeln.
   Beispiel: Aufgrund seines neuen Wissenstandes erstellt der Teilnehmer ein Behandlungsschema für Patienten mit unklarer Bewusstlosigkeit, welches das Wissen über Symptomatik, Diagnostik und Therapie der Intoxikation beinhaltet.
6. **Bewertung:** Der Teilnehmer kann seine neu geschaffene Struktur/den neuen Sachverhalt beurteilen, mögliche Fehler entdecken und diese korrigieren.
   Beispiel: Der Teilnehmer evaluiert den von ihm erstellten Behandlungsalgorithmus und korrigiert diesen gegebenenfalls bzw. ist sich alternativer Vorgehensweisen bewusst.

6.2 Lerntaxonomie einzelner Prüfungsformen

Für die Weiterbildung Notfallpflege empfehlen sich unterschiedliche Prüfungsformen, welche auch jeweils in den curricularen Empfehlungen gefordert sind:

- schriftliche Prüfung
- praktische Prüfung
- mündliche Prüfung

Schriftliche Prüfungen

Schriftliche Prüfungen können unterschiedlich vorgenommen werden. Es empfehlen sich hier Klausuren und Hausarbeiten. Klausuren können hierbei allerdings lediglich den Taxonomiestufen 1 und 2 zugeordnet werden, da hier nur erlerntes Wissen abgefragt werden kann, bei diffizilen Fallbeispielen wird eventuell Taxonomiestufe 3 abgedeckt. Daher ist diese Form der Lernerfolgskontrolle vor allem in Modulen zu befürworten, in denen es vorrangig um das Erweitern von Fachwissen geht.

Dem gegenüber stehen Hausarbeiten. In diesen ist es möglich, je nach Aufgabenstellung die Taxonomiestufen 5–6 zu erreichen, da dem Teilnehmer die Möglichkeit gegeben wird, sein Fachwissen zu übertragen und diese Übertragung auch im Nachhinein zu bewerten.

Praktische Prüfungen

In praktischen Prüfungen können vor allem die Stufen 3–4 nach Bloom kontrolliert werden. Der Teilnehmer kann sein erlerntes Fachwissen praktisch anwenden und dieses vor allem in der Analyse eines Notfallpatienten als hochkomplexe Pflegesituation unter Beweis stellen.

Mündliche Prüfungen

Innerhalb mündlicher Prüfungen können die verschiedensten Stufen überprüft werden, je nach Aufgabenstellung. Bei der Nutzung von Fallbeispielen werden meist die ersten drei Stufen nach Bloom abgebildet. Wird der Teilnehmer allerdings dazu angehalten, nicht nur sein Wissen zu präsentieren, sondern auch Veränderungen durch sein konkretes Wissen in der Patientenbehandlung darzustellen und dieses zu evaluieren, werden auch die höhen Taxonomiestufen bedient.

7 Beispiele für Prüfungsleistungen

7.1 Vorbereitende Praxisaufgaben

Erarbeiten Sie die Praxisaufgaben während Ihrer Einsatzzeiten. Verschriftlichen Sie diese.

7.1.1 Interventionen

Reanimation

Lernziel: Anhand der Klinik und Paraklinik wird die Notwendigkeit einer Reanimation erkannt und suffizient durchgeführt.

Kompetenzziel: Veränderungen in der Umsetzung von Pflegemaßnahmen wahrnehmen und beschreiben. Die Planung der Maßnahme fallbezogen anpassen.

Aufgabe: Wählen Sie einen Patienten aus, der aufgrund einer medizinischen Diagnose reanimationspflichtig ist. Benennen Sie wesentliche Eckpunkte der Anamnese und begründen Sie die Wertigkeit für die Diagnostik und Therapie.

Vertiefen Sie die anatomischen und physiologischen Kenntnisse. Darüber hinaus, setzen Sie sich mit der Pathophysiologie bei kardio-vaskulären Erkrankungen auseinander. Erarbeiten Sie Kenntnisse über verwendete Medikamente, Indikationen und Kontraindikationen, sowie deren Wirkungen und Nebenwirkungen.

Planen, begründen und führen Sie die Intervention aus. Evaluieren Sie Ihr Vorgehen mit dem Praxisanleiter.

Atemwegsmanagement

Lernziel: Anhand der Klinik und Paraklinik des Patienten muss die Notwendigkeit einer Atemwegsunterstützung erkannt werden und folgend suffizient durchgeführt bzw. assistiert werden.

Kompetenzziel: Veränderungen in der Umsetzung von Pflegemaßnahmen wahrnehmen und beschreiben. Die Planung der Maßnahme fallbezogen anpassen.

Aufgabe: Wählen Sie einen Patienten aus, bei dem aufgrund eines A- und/oder B- und/oder D-Problems eine Atemwegsunterstützung notwendig ist. Dabei ist es irrelevant, ob es sich um eine supraglottische oder endotracheale Atemwegshilfe handelt.

Benennen Sie wesentliche Eckpunkte der Anamnese und begründen Sie die Wertigkeit für die Diagnostik und Therapie.

Vertiefen Sie die anatomischen und physiologischen Kenntnisse. Darüber hinaus setzen Sie sich mit der Pathophysiologie der Atmungsorgane auseinander. Erarbeiten Sie Kenntnisse über verwendete Medikamente, Indikationen und Kontraindikationen, sowie deren Wirkungen und Nebenwirkungen.

Planen, begründen und führen Sie die Intervention aus. Evaluieren Sie Ihr Vorgehen mit dem Praxisanleiter.

7.1.2 Symptomorientiertes Arbeiten

Brustschmerz

Lernziel: Die Absolventen müssen beim Auftreten des Symptoms Brustschmerz sowie durch Zuhilfenahme zusätzlicher klinischer und paraklinischer Parameter, die notwendigen Maßnahmen suffizient durchführen. Differenzialdiagnosen sind bekannt.

Kompetenzziel: Veränderungen in der Umsetzung von Pflegemaßnahmen wahrnehmen und beschreiben. Die Planung der Maßnahme fallbezogen anpassen.

Aufgabe: Wählen Sie einen Patienten mit dem Symptom Brustschmerz und dem Verdacht einer ischämischen Herzerkrankung. Benennen Sie wesentliche Eckpunkte der Anamnese und begründen Sie die Wertigkeit für die Diagnostik und Therapie. Welche Differenzialdiagnosen kommen infrage?

Vertiefen Sie die anatomischen und physiologischen Kenntnisse über das kardio-vaskuläre System. Darüber hinaus setzen Sie sich mit der Pathophysiologie bei einer ischämischen Herzerkrankung auseinander. Erarbeiten Sie Kenntnisse über verwendete Medikamente, Indikationen und Kontraindikationen sowie deren Wirkungen und Nebenwirkungen. Welche Differenzialdiagnosen kommen infrage?

Eignen Sie sich Wissen über konservative, apparative und operative Therapieverfahren an. Planen, begründen und führen Sie pflegetherapeutische Intervention aus. Evaluieren Sie Ihr Vorgehen mit dem Praxisanleiter.

Atemnot

Lernziel: Die Absolventen müssen beim Auftreten einer Atemnot die notwendigen Maßnahmen suffizient durchführen. Der Umgang mit Komplikationen wird beherrscht.

Kompetenzziel: Veränderungen in der Umsetzung von Pflegemaßnahmen wahrnehmen und beschreiben. Die Planung der Maßnahme fallbezogen anpassen.

Aufgabe: Wählen Sie einen Patienten mit einer Atemnot. Benennen Sie wesentliche Eckpunkte der Anamnese und begründen Sie die Wertigkeit für die Diagnostik und Therapie. Welche Differenzialdiagnosen kommen infrage?

Vertiefen Sie die anatomischen und physiologischen Kenntnisse über das pulmonale System. Darüber hinaus setzen Sie sich mit der Pathophysiologie des von Ihnen gewählten Krankheitsbildes auseinander. Erarbeiten Sie Kenntnisse über verwendete Medikamente, Indikationen und Kontraindikationen sowie deren Wirkungen und Nebenwirkungen. Eignen Sie sich Wissen über konservative, apparative und operative Therapieverfahren an.

Planen, begründen und führen Sie pflegetherapeutische Intervention aus. Evaluieren Sie Ihr Vorgehen mit dem Praxisanleiter.

Verwirrtheit

Lernziel: Die Absolventen müssen beim Auftreten von Verwirrtheit die notwendigen anamnestischen Maßnahmen suffizient durchführen. Komplikationen werden beherrscht.

Kompetenzziel: Veränderungen in der Umsetzung von Pflegemaßnahmen wahrnehmen und beschreiben. Die Planung der Maßnahme fallbezogen anpassen.

Aufgabe: Wählen Sie einen Patienten mit einer Verwirrtheit. Benennen Sie wesentliche Eckpunkte der Anamnese und begründen Sie die Wertigkeit für die Diagnostik und Therapie. Welche Differenzialdiagnosen kommen infrage?

Vertiefen Sie die anatomischen und physiologischen Kenntnisse. Darüber hinaus setzen Sie sich mit der Pathophysiologie auseinander. Erarbeiten Sie Kenntnisse über verwendete Medikamente, Indikationen und Kontraindikationen sowie deren Wirkungen und Nebenwirkungen.

Planen, begründen und führen Sie pflegetherapeutische Intervention aus. Evaluieren Sie Ihr Vorgehen mit dem Praxisanleiter.

7.2 Mündliche Prüfungsleistung – beispielhafter Arbeitsauftrag

Arbeiten Sie einen Behandlungsalgorithmus/Behandlungsempfehlung bei einem speziellen, von Ihnen gewählten, Patienten heraus. Erläutern Sie das daraus abzuleitende strukturierte Vorgehen in Ihrer Notaufnahmeabteilung. Stellen Sie Ihre Ergebnisse mithilfe einer PowerPoint-Präsentation in 20 min. vor.

Die Prüfung beinhaltet 5 Teile:

1. **Falldarstellung**: Beschreiben Sie den speziellen Patienten.
2. **Leitsymptomorientierung und Ersteinschätzung anhand des MTS**: Stellen Sie das MTS im Allgemeinen vor und wenden Sie dies auf den Fall an. Beachten Sie dabei die generellen Faktoren und begründen Sie Ihre Auswahl des entsprechenden Diagrammes.
   Erläutern Sie Möglichkeiten und Grenzen des MTS in Ihrem Fall.
3. **Informationssammlung und Assessments**: Benennen und beschreiben Sie ein Assessment, welches Sie im Fall nutzen können. Stellen Sie den Dokumentationsbogen Ihrer Abteilung vor und erläutern Sie die für den Fall relevanten Positionen/Items.
4. **Darstellung von Handlungsalternativen**: Beschreiben Sie die bisherige Vorgehensweise bei der Behandlung der von Ihnen beschriebenen Patientengruppe in Ihrer Notaufnahmeabteilung. Erarbeiten Sie mit der Grundlage des Ihnen in der Nachqualifizierung vermittelten Wissens eine alternative, literaturgestützte Vorgehensweise für Ihren Arbeitsbereich.
5. **Rolle der Notfallpflege**: Reflektieren Sie Ihre besondere Rolle/Ihren besonderen Aufgabenbereich als Gesundheits- und Krankenpfleger/in in der Notfallpflege bei der Behandlung spezieller Patientengruppen.

7.3 Praktische Prüfung

Bei einer sogenannten OSCE Objective Structured Clinical Examination[33] handelt es sich um eine standardisierte praktische Prüfung. Durch die Einbindung von Schauspielpatienten ist es möglich, die Prüfungssituation so realistisch wie nur möglich ablaufen zu lassen. Durch die Gestaltung von verschiedenen Stationen ist es möglich, die klinisch-praktischen Fertigkeiten abzuprüfen. Es empfiehlt sich, zwischen zehn und zwölf Stationen zu gestalten, sodass nicht nur eine Fertigkeit geprüft werden kann, sondern die Komplexität dem realen Arbeitssetting entspricht. So kann an einer Station das Legen eines venösen Zugangs an einem Dummy erfolgen und auf der darauf-

33 Jünger, Jana (2012): OSCE Notfallmedizin. Stuttgart: Thieme (OSCE Prüfungsvorbereitung).

folgenden Station können Befunde/Assessments bereitliegen, welche interpretiert werden müssen. Die nächste Station kann ein Aufnahmegespräch etc. mit Schauspielpatienten sein. Die Ausgestaltung obliegt grundsätzlich dem Prüfungsteam, wichtig ist es, dass es vorab eine definierte Zeit gibt, in der die einzelne Station durchlaufen werden muss sowie einen vorab erarbeiteten Erwartungskatalog. Anhand einer standarisierten Checkliste können nun Punkte für erbrachte Teil-/Leistungen vergeben werden.

7.4 Schriftliche Prüfungsleistung – Hausarbeit (beispielhafter Aufbau)

Das grundsätzliche Ziel einer Haus-/Facharbeit ist es, eigene Fragestellungen durch eine wissenschaftliche Herangehensweise zu bearbeiten. Die theoretischen Grundlagen müssen hierfür in den Unterrichten abgebildet werden. Durch die Auseinandersetzung mit den Grundlagen des wissenschaftlichen Prozesses ist es möglich, die Wahrnehmung bezogen auf etwaige Problemlagen oder auch Projektideen im eigenen Beschäftigungssetting zu fördern und die Selbstständigkeit/-verantwortlichkeit bei der Bearbeitung auszubauen. Es erscheint förderlich, dass die Facharbeit einen Bezug zum eigenen Handlungsfeld hat.

Umberto Eco formulierte vier Kriterien für eine wissenschaftliche Arbeit[34]:

1. Bei der Untersuchung behandelt man einen erkennbaren Gegenstand.
2. Ziel der Untersuchung ist es, Dinge über diesen Gegenstand zu sagen, die noch nicht gesagt worden sind, oder Dinge, die schon gesagt worden sind, aus einem neuen Blickwinkel zu sehen.
3. Ein Nutzen für andere muss vorhanden sein.
4. Die enthaltenden Angaben müssen nachzuprüfen sein, damit erkennbar ist, dass die Hypothesen falsch oder richtig sind.

Bezüglich des formalen Aufbaus einer Haus-/Facharbeit obliegt es jedem Unternehmen selbst, hierfür grundsätzliche Regeln aufzustellen. Hierbei handelt es sich bspw. um Schriftgröße, maximale/minimale Seitenanzahl, Umgang mit Anhängen, Beschriftungen, Zeilenabstand usw. Diese müssen dem Verfasser/Teilnehmer zur Verfügung gestellt werden. Dies kann wie folgt aussehen:

- Schriftgröße 11
- Schriftart Arial
- Zeilenabstand 1,3
- Umfang: mind. 10 Seiten, maximal 15 Seiten

34 Eco, Umberto (2010): Wie man eine wissenschaftliche Abschlussarbeit schreibt. Doktor-, Diplom- und Magisterarbeit in den Geistes- und Sozialwissenschaften. 13., unveränd. Aufl. der deutschen Ausg. Wien Facultas (UTB für Wissenschaft, 1512)

Grundsätzlich empfiehlt sich für einer Haus-/Facharbeit folgende Gliederung:

- Einleitung/Hinführung zum Thema
  - Warum wurde das Thema gewählt?
  - Welchen Bezug hat es zum Setting?
- Fragestellung: Welche Frage soll mit der einer Haus-/Facharbeit beantwortet werden?
- Theoretischer Rahmen: Welche Begrifflichkeiten/Theorien/Modelle müssen vorab dem Leser dargestellt werden?
- Methodik/Design
  - Mit welcher Methodik kann die Frage beantwortet werden?
  - Müssen bspw. Berufsgruppenangehörige befragt werden?
  - Wie werden die Antworten ausgewertet?
- Ergebnisse: Zu welchen Ergebnissen ist man gekommen?
- Diskussion
  - Lässt sich die Frage durch die Ergebnisse beantworten?
  - Ergeben sich neue Fragen?
  - kritische (inhaltliche und strukturelle) Auseinandersetzung mit der Haus-/Facharbeit
- Fazit/Ausblick
  - Welches Fazit kann aus der Haus-/Facharbeit gezogen werden?
  - Welchen Ausblick/Zukunftsvision gibt es?

Die Leistungsbewertung einer Haus-/Facharbeit muss standardisiert ablaufen. Ebenso müssen vorher die Bewertungskriterien dem Teilnehmer zur Verfügung gestellt werden:

- Reproduktion/Transfer/Problembewusstsein (selbstständige kritische und differenzierte Auseinandersetzung mit dem Thema)
- formaler Aspekt/sprachlicher Aspekt
  - Umfasst die Facharbeit alle vorgegebenen Bestandteile?
  - Ist das Literaturverzeichnis vollständig und formal korrekt?
  - Sind Zitate gekennzeichnet, exakt wiedergegeben und belegt?
  - sprachliche Richtigkeit, sprachlicher Ausdruck
  - äußerer Eindruck der Arbeit – Vorgaben eingehalten?
- Inhalt
  - themengerechter und logischer Aufbau
  - Begründung von Thesen, einzelne Schritte der Argumentation sind schlüssig aufeinander bezogen
  - durchgängiger Themenbezug, Schwerpunkt sinnvoll setzen
  - zeigen von Sachkenntnissen und aufgabenbezogen anwenden
- Methode (wissenschaftliche Arbeitsweise)
  - Begriffe klar definieren und eindeutig anwenden
  - Fachsprache angemessen verwenden
  - Umfang und Qualität der beschafften Informationen

  - unterschiedliche Medien nutzen
  - Sekundärliteratur selbstständig verarbeiten (nicht nur zitieren)
- Selbstständigkeit
- Fähigkeit zur Reflexion des Arbeitsprozesses (Ordnung, Systematik, formale Gestaltung)

Fazit

Die Notfallpflege entwickelt sich zunehmend zur eigenständigen Profession im Rahmen der interdisziplinären Notfallversorgung. Diese Entwicklung ist in den letzten Jahren, in Deutschland deutlich zu sehen. Der notwendige Optimierungsbedarf der deutschen Notfallversorgung wurde durch einschlägige Instanzen des Gesundheitswesens, darunter das Bundesministerium für Gesundheit (§ 136c Abs. 4 SGB V), der Sachverständigenrat zur Begutachtung der Entwicklung im Gesundheitswesen (SVR-Gutachten „Bedarfsgerechte Steuerung der Gesundheitsversorgung“) wie auch der Gemeinsame Bundesausschuss (G-BA „Regelungen zu einem gestuften System von Notfallstrukturen in Krankenhäusern gemäß § 136c Abs. 4 SGB V), erkannt. Damit verbunden, ist ebenso die Erkenntnis der Notwendigkeit der notfallspezifischen Qualifikation des klinischen ärztlichen und nicht ärztlichen Personals.

Bekannt ist, dass notfallrelevante Themen aktuell und auch künftig im Lehrplan der pflegerischen Ausbildung nicht ausreichend berücksichtigt werden. Das vorhandene Wissen allein reicht nicht aus, um den anschließend hohen Anforderungen des Tätigkeitsfeldes „Notaufnahme“ gerecht zu werden. Deshalb ist es notwendig, diesen Mangel inhaltlich in Fachweiterbildungen aufzugreifen und das in Notaufnahmen arbeitende pflegerische Personal angemessen zu qualifizieren.

Aus- und Weiterbildung werden in Deutschland auf Landesebene organisiert und unterliegen demzufolge föderalen Länderstrukturen. Es variieren sowohl einzelne Weiterbildungsinhalte, der zeitliche Umfang der Bildungsmaßnahmen als auch die zu erwerbenden Abschlüsse je nach Bundesland.

Diese Diversität drückt sich in unterschiedlichen Curricula aus. Dieses Sachbuch versteht sich als Unterstützungsinstrument für Berufspädagogen, die mit diesem Handlungsfeld zu tun haben. Zum einen werden curriculare Perspektiven methodisch-didaktisch vorgestellt, zum anderen berufspolitische Aspekte mit abgebildet.

Die Autoren verstehen curriculare Arbeit als einen offenen kritisch-konstruktiven soziokulturellen Diskurs. Deshalb wird dieses Buch als Grundlage für die weitere Entwicklung und Neuausrichtung der Lehr- und Lerninhalte in dem Bereich der Notfallpflege verstanden.

Perspektivisch wird sich dieses Handlungsfeld explorativ erweitern – berufspolitisch sowie hinsichtlich der Kernkompetenzen Pflegender in diesem Handlungsfeld. Darüber hinaus müssen klare Tätigkeitsbeschreibungen entsprechend der Kompetenzen der Pflegenden entwickelt werden.

Dies kann aber nur im Sinne einer Best Practice geschehen, d.h. es werden Weiterbildungen entwickelt, die im Dialekt mit den Handlungskompetenzen und speziellen Qualifizierungsprofilen der Pflegenden in Deutschland stehen. Dafür bildet dieses Buch eine Grundlage.